本教材第1版为"十四五"职业教育国家规划教材
国家卫生健康委员会"十四五"规划教材
全国高等职业教育专科教材

供护理、助产专业用

# 职业规划与就业指导

## 第 2 版

主　编　才晓茹

副主编　夏立平　王益兰

编　者（以姓氏笔画为序）

才晓茹（沧州医学高等专科学校）

王　爽（重庆医药高等专科学校）

王益兰（长沙工业学院）

田　薇（大连医科大学附属第一医院）

朱　迪（山东医学高等专科学校）

肖　榕（赣南卫生健康职业学院）

陈素艳（郑州大学护理与健康学院）

夏立平（江苏护理职业学院）

徐　鹏（沧州医学高等专科学校）

彭博文（四川护理职业学院）

新形态教材

人民卫生出版社
·北京·

**图书在版编目（CIP）数据**

职业规划与就业指导 / 才晓茹主编. -- 2 版. --
北京：人民卫生出版社，2024. 11. --（高等职业教育
专科护理类专业教材）. -- ISBN 978-7-117-37123-0

Ⅰ. R192. 6

中国国家版本馆 CIP 数据核字第 202464NV04 号

| 人卫智网 | www.ipmph.com | 医学教育、学术、考试、健康， |
| | | 购书智慧智能综合服务平台 |
| 人卫官网 | www.pmph.com | 人卫官方资讯发布平台 |

**职业规划与就业指导**
Zhiye Guihua yu Jiuye Zhidao
第 2 版

主　　编：才晓茹
出版发行：人民卫生出版社（中继线 010-59780011）
地　　址：北京市朝阳区潘家园南里 19 号
邮　　编：100021
E - mail：pmph @ pmph.com
购书热线：010-59787592　010-59787584　010-65264830
印　　刷：人卫印务（北京）有限公司
经　　销：新华书店
开　　本：850×1168　1/16　　印张：10
字　　数：282 千字
版　　次：2019 年 1 月第 1 版　　2024 年 11 月第 2 版
印　　次：2024 年 11 月第 1 次印刷
标准书号：ISBN 978-7-117-37123-0
定　　价：48.00 元
打击盗版举报电话：**010-59787491**　E-mail：WQ @ pmph.com
质量问题联系电话：**010-59787234**　E-mail：zhiliang @ pmph.com
数字融合服务电话：**4001118166**　E-mail：zengzhi @ pmph.com

高等职业教育专科护理类专业教材是由原卫生部教材办公室依据原国家教育委员会"面向21世纪高等教育教学内容和课程体系改革"课题研究成果规划并组织全国高等医药院校专家编写的"面向21世纪课程教材"。本套教材是我国高等职业教育专科护理类专业的第一套规划教材,于1999年出版后,分别于2005年、2012年和2017年进行了修订。

随着《国家职业教育改革实施方案》《关于深化现代职业教育体系建设改革的意见》《关于加快医学教育创新发展的指导意见》等文件的实施,我国卫生健康职业教育迈入高质量发展的新阶段。为更好地发挥教材作为新时代护理类专业技术技能人才培养的重要支撑作用,在全国卫生健康职业教育教学指导委员会指导下,经广泛调研启动了第五轮修订工作。

第五轮修订以习近平新时代中国特色社会主义思想为指导,全面落实党的二十大精神,紧紧围绕立德树人根本任务,以打造"培根铸魂、启智增慧"的精品教材为目标,满足服务健康中国和积极应对人口老龄化国家战略对高素质护理类专业技术技能人才的培养需求。本轮修订重点:

1. **强化全流程管理**。履行"尺寸教材、国之大者"职责,成立由行业、院校等参与的第五届教材建设评审委员会,在加强顶层设计的同时,积极协同和发挥多方面力量。严格执行人民卫生出版社关于医学教材修订编写的系列管理规定,加强编写人员资质审核,强化编写人员培训和编写全流程管理。

2. **秉承三基五性**。本轮修订秉承医学教材编写的优良传统,以专业教学标准等为依据,基于护理类专业学生需要掌握的基本理论、基本知识和基本技能精选素材,体现思想性、科学性、先进性、启发性和适用性,注重理论与实践相结合,适应"三教"改革的需要。各教材传承白求恩精神、红医精神、伟大抗疫精神等,弘扬"敬佑生命、救死扶伤、甘于奉献、大爱无疆"的崇高精神,契合以人的健康为中心的优质护理服务理念,强调团队合作和个性化服务,注重人文关怀。

3. **顺应数字化转型**。进入数字时代,国家大力推进教育数字化转型,探索智慧教育。近年来,医学技术飞速发展,包括电子病历、远程监护、智能医疗设备等的普及,护理在技术、理念、模式等方面发生了显著的变化。本轮修订整合优质数字资源,形成更多可听、可视、可练、可互动的数字资源,通过教学课件、思维导图、线上练习等引导学生主动学习和思考,提升护理类专业师生的数字化技能和数字素养。

第五轮教材全部为新形态教材,探索开发了活页式教材《助产综合实训》,供高等职业教育专科护理类专业选用。

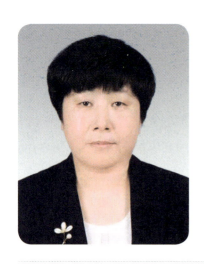

## 才晓茹

教授

　　沧州医学高等专科学校校长，兼任中国职业技术教育学会康养康育专业委员会副主任委员兼秘书长、全国卫生健康职业教育教学指导委员会委员。全国职业院校教师教学创新团队（护理）主持人、河北省沧州市第七批市管拔尖人才、河北省优秀教育工作者、河北省高校优秀思想政治教育工作者。从事教育教学工作20余年，系统讲授过就业指导、创新创业基础等多门课程；发表论文35篇，其中中文核心期刊16篇；主编、副主编教材6部；主持省部级课题4项。获河北省教学成果奖二等奖、三等奖各一项；获全国职业院校信息化教学大赛二等奖（主讲人）；主持"大学生职业生涯发展与就业指导"课程获评河北省精品在线开放课程。

　　希望同学们践行"敬佑生命、救死扶伤、甘于奉献、大爱无疆"的职业精神，守护百姓健康、担负健康使命，用青春汗水浇灌未来梦想，用青春奋斗铺就未来职业生涯的坚实基础！

为全面贯彻落实党的二十大精神，落实立德树人的根本任务，促进学生德技并修，推进习近平新时代中国特色社会主义思想进教材，加强社会主义核心价值观教育，引导广大学生树立正确的职业价值观，着力提高学生的职业素养，我们组织医学院校从事就业指导第一线的教师、专家联袂修订了本教材。

本教材将中华优秀传统文化和社会主义先进文化教育有机融入，体现课程的特色和优势，对接新时代健康中国建设对护理、助产专业人才培养需求，全面融入社会主义核心价值观，体现"敬佑生命、救死扶伤、甘于奉献、大爱无疆"的卫生与健康工作者精神。将政治素养和医德医技培养贯穿教材，帮助学生认清就业形势、转变就业观念、熟悉国家就业政策，引导学生将个人价值实现融入国家发展大势，树立科学的人生观、价值观和择业观，培养良好的心理素质，保持良好的就业心态。

本教材分上、下两篇，共 10 章。上篇为职业生涯规划，下篇为就业指导。围绕着大学生在校期间如何规划职业生涯、了解就业政策及法规、掌握求职材料编写规范、提高面试技巧和适应职场的方法等做了全面阐述。与上一版相比，本版更加体现"三教"改革要求，内容上以职业生涯发展为主线，建构新的职业发展与就业指导的完整体系，引导学生从入学就开始树立"职业教育与学业教育并重"的理念，并将其贯穿于大学生活的全过程，真正实现大学生职业生涯规划与指导的全程化，展示的内容具有科学性、切实性、前瞻性的特点。紧跟护理、助产专业发展趋势，根据专业岗位能力发展要求，融入最新执业标准与规范、职业院校护理技能大赛等相关内容，保障教材的时效性。

教材呈现形式更加新颖，按照新形态一体化教材建设思路，数字内容包括思维导图、视频、文本、教学课件等模块；同时根据护理、助产专业特点拓展实践平台，通过彩图、视频、动画进行实践，有效、快速提高学生的实践认知，达到情感认同，从而提高课程教学质量，实现教、研、学、测、评一体化。

教材以生活化的案例导入、时代化的语言凝练教学主题，聚焦学生职业生涯发展过程中面临的实际问题，以经典求职案例为依托，提高教学吸引力和对学生的感染力。本教材可作为医学院校护理、助产专业教学用书，也可供相关研究人员和从业人员参考。

由于编者水平有限，书中难免存在不足之处，敬请广大读者批评指正。

才晓茹

2024 年 11 月

# 目 录

# 职业生涯规划

# 第一章 | 大学生活与职业发展

教学课件

思维导图

ER 1-1
ER 1-2

## 学习目标

1. 掌握大学阶段的发展任务。
2. 熟悉大学生活对职业发展的影响。
3. 了解大学学业生涯管理的意义。
4. 学会合理规划大学生活。
5. 具有未来从事护理、助产专业相关职业的学习意愿。

## 案例导入

接受大学教育,让我们拥有了认识个人幸福与外部环境关系的能力。在追求个人利益时,我们不会以损害他人利益为代价,在实现个人抱负时,能推动社会和谐发展。

接受大学教育,让我们拥有了成为未来领导者的理想和勇气,也为我们提供了推动社会发展所需要的知识和技能。

接受大学教育,可以让我们接受系统的知识学习和人文精神的陶冶。

**请问:**

1. 我为什么要上大学?
2. 大学生活对未来职业发展有什么影响?

## 第一节 大学生活对职业发展的影响

大学是人生的关键时期,它不仅是接受教育的一个阶段,更是塑造健全人格的重要时期。

大学阶段处在生涯探索期,大学生通过专业学习、社会实践和课外活动等,对自我能力及角色、职业进行探索,充分利用实习、课外活动等途径,了解职业世界,提高个人综合素养,为未来的职业发展奠定坚实的基础。

ER 1-3

如何实现
职业发展

### 一、专业学习与职业发展

在大健康理念的引导下,医学发展理念也从以治病或治疗疾病为中心转变为以促进健康为中心,服务全生命周期。单一学科的理论和方法已经无法满足健康服务发展的需求。人类生命活动的复杂性、健康问题的多因性和健康服务需求的多样性使得现代护理观对护士、助产士的素质、知识、能力提出了更高的要求,要求护理人员突破学科壁垒,不仅要具备护理学的知识与技能,还要有机整合医学新知识和人口学、社会学、信息技术等外延学科的理论、知识和技术,创造护理新模式、新方法,成为"护理+X"多学科背景的技术技能复合型人才。

### (一) 了解护理、助产专业

#### 1.护理专业概况

(1)**培养目标**:护理专科学制三年,本专业培养理想信念坚定,德、智、体、美、劳全面发展,具有一定的科学文化水平,良好的人文素养、职业道德和创新意识,精益求精的工匠精神,较强的就业能力和可持续发展的能力,掌握本专业知识和技术技能,面向医院及其他医疗卫生机构的护理岗位,能够从事临床护理、社区护理、健康保健等工作的高素质技术技能人才。

护理专业简介

(2)**主要职业能力**

1)具备保健、预防、康复护理能力。

2)具备提供"以患者为中心"的多元文化优质护理服务,与医护团队建立良好和谐关系的能力。

3)掌握基本护理技术和专科护理基本技术,具有过硬的临床操作能力,具备对危重患者进行应急处理和配合抢救的能力,对常见病、多发病进行观察、评估与合理调整的能力。

4)掌握护理专业新理论、新知识、新技术、新方法,了解国内外进展情况,具备知识更新和技能创新的能力。

5)了解国家医疗卫生相关法律法规,遵守伦理准则和职业纪律,尊重患者,维护患者的隐私及权利,具备健康的体魄和心理素质。

6)了解循证医学理念,能够解决患者健康问题,为患者和家属提供健康教育服务,评价健康教育效果。

---

**知识拓展**

#### 中国最早的公立护士职业学校

1908年,在天津创办了近代中国第一所公办护士职业学校——北洋女医学堂。北洋女医学堂由中国第一位女留美学生金韵梅(亦称金雅梅)任校长兼总教习。学堂引进先进护理技术和理念指导教学,提倡妇女解放,参与社会服务,开近代中国公立护理教育之先河。北洋女医学堂历经风雨,饱经沧桑,连续办学至1949年天津解放时,已改称私立天津女医院附设高级护士职业学校,由解放军军管会卫生处接管,其后并入天津市护士学校(时称天津市立高级护士职业学校)。

---

#### 2.助产专业概况

(1)**培养目标**:助产专科学制三年,本专业培养德、智、体、美、劳全面发展,具有良好职业道德和人文素养,掌握母婴保健基础知识,具备保障母婴安全和促进优生优育的能力,从事临床助产和母婴保健护理工作的高素质技术技能助产专门人才。

助产专业简介

(2)**主要职业能力**

1)具备熟练开展产科服务、妇科及计划生育操作的能力。

2)掌握规范的妊娠诊断、产前检查、科学助产、产后处理、新生儿处理基本技能。

3)掌握基础医学和护理学的基础理论、基本知识和基本技能。

4)掌握与生育相关的人文知识,具备保障母婴安全、促进最佳生育、宣传先进生育文化的能力。

### (二) 护理专业学生应具备的知识结构

知识结构是指个体经过专门学习培训后所拥有知识体系的结构情况和结构方式。现代社会的职业岗位要求求职者知识结构合理并能根据当今社会发展和职业的具体要求,将自己所学的各种知识科学地结合起来以适应社会要求。因此,大学生应该充分认识到合理的知识结构在求职择业中的重要作用,根据经济社会发展的需要,塑造自己、发展自己,以适应现代社会就业的要求。

与高中相比,大学知识的深度和学科的广度都要求大学生要进行新的学习模式的探索和学习方法的转变。医学生在大学期间,首要的任务是完成所学专业开设的必修课程,包括公共基础知识、专业基础知识、专业知识。

**1. 公共基础知识要宽厚** 公共基础知识包括哲学社会科学知识、自然科学知识、人文科学知识等,一般比较稳定且更新较慢。公共基础知识好比大厦的基石,宽厚坚固才能合理地撑起稳固的大厦。例如,在求职过程中,熟练的计算机操作技术常常是用人单位选择毕业生的一个重要条件。因此,大学生应当着力于计算机操作技术的提升与训练,使自己的就业空间更为广阔,就业前景更美好。

**2. 医学专业基础知识要稳固** 专业基础知识在公共基础知识和专业知识之间起着承上启下的作用。解剖学、生理学、生物化学等都是重要的专业基础知识,在学习时不能急于求成,要认真理解,举一反三,精益求精,熟练掌握。医学生只有牢固掌握医学专业基础知识,才能进一步深入学好医学专业知识。

**3. 护理学专业知识要精深** 护理学专业知识是指研究人类疾病护理和健康教育的知识,包括健康评估、内科护理学、外科护理学、妇产科护理学、儿科护理学、五官科护理学、精神科护理学、老年护理学、急救护理学等。医疗科技卫生事业的不断发展和进步使得新知识层出不穷,医学生要始终保持终身学习的习惯,努力锻造探究高深学问的知识基础和素质能力,才能跟上医学的发展,适应层出不穷的新理论、新方法,使所学专业知识紧跟医学发展的前沿。

案例导入

小芳,护理专业的大一新生,从小学到中学,小芳的成绩一直在班上名列前茅。进入大学后,她也期待自己依然能保持这种优势,她每门课程都提前预习,认真听讲,笔记也做得很详细。然而,期末考试的时候,小芳却没有取得预想中的理想成绩,这让她备受打击,以至于丧失信心。辅导员老师在与小芳谈心时说:"大学学习的知识内容多,学习要求高,学习的方法自然要有所调整,要想取得好成绩,就得找到大学学习的正确方法。"

**请问:**

初入大学,我们应如何调整自己来适应大学的专业学习?

### (三) 护理学生专业学习的特点

**1. 知识和能力要求并重** 护理学生的学习包括知识学习和能力培养两大方面,二者相辅相成,互为条件,互相促进。知识是发展能力的基础,能力是获得知识的重要条件。在学习的过程中要遵循知识和能力共同发展的规律,坚持手、脑并重,做到知识和能力共同提升、互为促进。

**2. 理论和实践要求并重** 由于医学专业的实践性很强,实验实训课比重大,操作多,需要大量的教学时间用于实训或实践。相关课程以观察学习、实训或实践操作为主,让学生理论联系实际开展学习,验证课堂理论,加深对理论的理解和运用,培养学生的动手操作能力和实践认识能力。以临床见习和实习方式进行的实践教学,旨在使学生巩固和加深医学基础理论知识,训练学生系统观察病情和临床思维能力,从而掌握常见病、多发病的临床表现和护理技术,并具备初步护理常见病、多发病及疑难杂症等的能力。

**3. 职业道德和职业素养要求并重**　护理从业者要求不仅要有扎实的专业知识和精湛的护理技术，还要有良好的职业道德。职业道德和职业素养相互联系、相互促进、相辅相成、缺一不可。所以大学生应遵循职业道德和职业素养兼修的要求，培养良好的职业道德和职业素养，努力钻研业务，不断攀登高峰。

### （四）护理学生专业学习应注意的问题

专业学习是我们进入某个行业或者从事某个职业的基础。通过专业学习，可培养大学生的综合素质，这和掌握专业知识本身同样重要。为更好地适应大学专业学习，应注意以下几点：

**1. 树立刻苦学习、终身教育的观念**　在过去的 100 年里，医学知识在科技的带动下呈指数级增长，医学知识更新换代的周期在快速缩短。医学工作者在有限的大学生活期间不可能学习完所有的医学知识，也不可能掌握所有先进的临床技能。医学生在医学院校中所学的知识和技能也不能满足终身的职业需求。这就意味着医学生要不断地探索和学习医学领域中的新知识、新理论、新技术和新方法，及时更新自己的知识体系和职业能力，并将其有效地运用到临床实际工作中去。

**2. 主动适应教学安排，养成自主学习的习惯**

（1）**学会理解记忆**：医学知识浩瀚无垠，死记硬背有时不能取得良好的效果，要在理解、融会贯通的基础上记忆，搭建医学知识框架。

（2）**认真做好笔记**：老师在授课的过程中不断补充和完善新的知识体系，很多知识是教材中没有的，所以课堂认真记录笔记非常重要。上课做好记录，课后再及时复习巩固，将知识点融会贯通，举一反三，形成自己的知识结构。

（3）**强化动手能力**：护理教育强调对学生动手能力的培养，实验实训占比高。要提升动手能力，可以从以下两个方面着手：

1）勤观察，勤思考：要勤于观察各种实验实训现象，并与之前学过的理论对应起来，如问病史的顺序、手术的流程。对现象的思考要结合理论，思考"为什么会出现这样的现象""为什么要这样操作，这样操作有什么优势"，通过思考，产生疑问，查找资料，将这些内容进行归纳整理，吸收成自己的知识体系，最后运用到以后的操作中。

2）勤动手，勤练习：知道了为什么做却不知道怎么做只能算一知半解。在实践中，学生要勤动手，勤练习。操作要尽量规范，如"如何消毒""如何做各种穿刺""如何插导尿管"等各种操作，这些只有通过一定数量的练习，才能逐步提高动手能力。学生在实践过程中要积极发现问题、解决问题，积极积累经验。

（4）**自主学习**：自主学习要求学习者通过自我导向的过程，将心智能力转化为学业技能，并在行为中持续表现出来。自主学习包括三个必要阶段。

1）学习者处理学习的条件并构建对任务期望的感知。

2）学习者根据自己的期望制订任务目标和计划，他们相信这些计划将有助于实现这些目标。

3）学习者开始实际工作并将策略或战略运用到学习情境中。医学知识复杂繁多，除了课堂时间的学习，医学生还要在课余时间投入更多的时间进行自主学习，才能够掌握更多的知识内容。

## 二、社会实践活动与职业发展

**案例导入**

小华和小林同学，都是某高等职业院校护理专业的一年级新生。小华同学认为，大学生活最重要的事情就是上课，实践活动可有可无。小林同学却认为，为了丰富大学生活，锻炼个人多方面的能力，每个同学都要认真规划好大学社会实践活动。

从广义上来说，实习实践活动的内涵非常丰富，它包括社会实践活动、创新创业活动、学科竞赛以及校园文化活动等。

### （一）社会实践活动

通过参与社会实践活动，大学生可以深入地接触社会各个领域的实际情况，不仅能开阔眼界，还能够更好地认识到自己的优势和不足，从而激发自己的进步动力。此外，社会实践还能够帮助大学生建立良好的人际关系，培养合作能力和沟通技巧。通过与不同背景的人交流和合作，可以学会尊重他人、理解他人，并更好地适应社会环境。大学生应从实际出发，正确认识客观现实，多参加社会实践，为职业生涯做准备。

**1. 常见的校内实践活动**

**（1）担任学生干部**：学生干部经常要组织学校及班级的活动，从活动的筹划到活动过程中的接待、具体事项的安排，都需要学生干部的组织参与。担任学生干部有助于大学生锻炼语言表达、人际沟通、组织协调等各项能力。

**（2）参加学生社团**：社团是高校学生依据共同的兴趣爱好而自愿组成，按照一定章程自主开展活动的群众性组织。参加社团活动能够让参与者体验到归属感、成就感和幸福感，有助于大学生提升自我教育、自我管理和自我服务的能力。作为社团的成员，要想在社团中得到最大程度的锻炼，最大限度地实现自己的价值，就要充分发挥自己的主动性、能动性，尽情地释放自己的热情、激情和活力。

**2. 常见的校外社会实践活动**

**（1）职业生涯人物访谈**：是大学生通过与目标职业中的工作者的深入交流而获取职业信息的一种职业探索活动，可以帮助大学生更清晰地认识行业、职业、职位，从而做出明确的生涯规划。

**（2）岗位体验**：岗位体验类社会实践有助于学生感悟社会、体验人生、增强专业认知等。充分寻找和挖掘岗位是岗位体验类社会实践健康发展的基础。

### （二）创新创业活动与学科竞赛活动

目前在高校中有多种类型的国际性、全国性或区域性比赛，如创新创业活动与学科竞赛活动，创新创业活动主要有"中国青年创青春大赛""'挑战杯'中国大学生创业计划竞赛""中国国际大学生创新大赛""全国大学生职业生涯规划大赛"等，学科竞赛主要有"全国职业院校技能大赛"等。

参加创新创业活动、学科竞赛活动以及职业技能竞赛活动，一方面可以激发大学生学习知识的兴趣，在学生中形成比学习、比技能的良好氛围，还能培养其团队合作意识，达到"以赛促学、以赛促教、以赛促改"的目的，提高学生的技能水平，为大学生实习和求职就业打下坚实的基础。另一方面，参加这些竞赛活动能够让学生了解职场，提高问题解决能力和职业素养。他们往往对专业和职业的热爱程度高，能全身心地投入学习，使得自己的专业水平进一步提高，更有利于在未来实现高质量就业。

> **知识拓展**

### 大学生可参加的创新创业大赛（部分举例）

1. 中国国际大学生创新大赛　由中华人民共和国教育部（简称教育部）与政府、各高校共同主办的一项技能大赛。大赛旨在深化高等教育综合改革，激发大学生的创造力，推动高校毕业生更高质量创业就业。

2."挑战杯"中国大学生创业计划竞赛 由中国共产主义青年团中央委员会、中国科学技术协会、教育部、中华全国学生联合会主办的大学生课外科技文化活动中一项具有导向性、示范性和群众性的创新创业竞赛活动，每两年举办一届。

## （三）校园文化活动

校园文化活动丰富了大学生的课余文化生活，通过参加丰富多彩、形式多样的校园文化活动，大学生可以快速地融入，开始自己绚丽的大学生活。校园文化活动包括学术活动，如"青春讲坛""英语辩论赛""新生辩论赛"，这些活动都营造出浓厚的学习氛围。校园文化活动还包括文娱活动如音乐会、戏剧表演、舞蹈比赛等，以及体育活动如各种球类比赛、田径运动会等。这些活动不仅丰富了校园生活，还在潜移默化中塑造了学生的品格和价值观。

## （四）勤工助学

勤工助学指一边学习，一边在课余时间通过自己的劳动获得报酬。勤工助学不仅可以增加大学生的经济收入，还可以帮助大学生积累工作和社会经验，通过在不同的场所扮演和体验不同的角色，为毕业后求职做好充分的准备。

大学内部有诸多的部门和岗位，可以获得不同的职业体验经历。校内勤工助学岗位大致可以分为工勤类、教辅类、信息技术类和行政助理类。

工勤类：实验室、机房、语音室、教室保洁等工作。

教辅类：教务教学助理、教师科研助理、实验室助理等。

信息技术类：报刊编辑制作、档案资料管理、电脑录入维护、信息资料采集等。

行政辅助类：宿舍协管、安全巡视、行政人员助理等。

校外勤工助学（兼职工作）包括家教、促销、网站编辑、自由撰稿等，很多同学会寻找与自己专业相关的兼职工作，比如助产专业的学生可能会寻找育婴师的工作，护理专业的学生可能会寻找医药公司的岗位，还有些同学尝试在校内自主创业，比如创办健康咨询公司等。

校外兼职的注意事项：

**1. 明确兼职目的** 大学生兼职目的除了获得一定的报酬，更重要的是体验生活、积累工作和社会经验，为毕业后求职做好充分的准备。如果想为未来职业发展更好地做准备，大学生对兼职的具体工作内容要有所选择。例如，自己毕业后想做一名优秀的程序设计员，但在大学兼职期间只做了一点类似散发传单的工作，对个人奋斗目标的实现没有太多直接的帮助。在大学生活中，一定要找到与自己规划发展目标相符合的兼职。

**2. 合理安排兼职时间** 大学期间的空余闲暇时间相对较多，因此，很多大学生会选择利用空余时间来做兼职。然而，一部分学生在兼职的过程中分不清主次，把兼职当成了大学期间的主业，因为兼职的原因，影响了学习和毕业。大学生不能把兼职和正常学习本末倒置，而应该合理安排个人兼职时间。

**3. 审慎选择兼职机会** 大学生因为人生阅历有限，对兼职途径的选择缺乏一定的安全意识。因此，大学生选择兼职工作要谨慎，尽量通过一些正规的渠道寻找兼职，包括正规的招聘网站、合法注册的公司平台等。对于在工作之前要求缴纳中介费、培训费以及向求职者收取押金、服装费、风险金、报名费等费用的行为，要保持高度警惕。

**4. 合理维护个人合法权益** 大学生由于缺乏社会经验，在从事兼职时容易掉入多种陷阱。有些用人单位会抓住大学求职心切的心理，将大学生作为廉价的劳动力。在通过网络找到兼职后，确定意向之前，最好提前实地考察一下，并尽量与用人单位签署合法、正规的兼职协议。在与用人单位协商劳动报酬时，如果对方过于苛刻，一定要拿起法律的武器，保护好自己权利。与用人单位事前争取权利远比事后争取权利要更加主动。如在协商劳动报酬时，对方提出了不符合《中华人民共和国劳动法》《中华人民共和国劳动合同法》的规定，一定要坚决地予以抵制，要据理力争。

### （五）志愿服务

大学生志愿服务是指热心公益事业的大学生利用业余时间自愿、自觉地为社会和他人提供服务与帮助的一种活动方式。志愿服务成为大学生参与社会生活的一种非常重要的方式，让他们在实践中锻炼成长。高校中已经有相关的志愿者认证、培训、考核、激励机制，有些高校还建立了稳定的志愿服务项目。参加志愿服务后要注意总结和分享，志愿活动可以加强对社会的认知，利用志愿服务的机会走出去，把大学所学知识服务人民，服务社会，在实践中提高自己，展现出自身价值和当代大学生精神风貌。

## 第二节　规划学业生涯

**案例导入**

小琳，助产专业一年级学生。开学后不久的一天，她找到辅导员老师倾诉道："以前觉得十几年的学习都有一个明确的目标——考大学。现在上大学了，我发现自己找不到新的目标，我有点着急，也有点迷茫。我希望自己在大学3年的时间里能过得明明白白，在毕业的时候清晰地知道自己要找一个什么样的工作，以后想过什么样的生活。"

**请问：**

小琳该如何做，才能在3年后让自己变成期望的样子？

### 一、大学学业生涯管理的意义

从高中阶段的"看守式学习"，到大学阶段的"主动式学习"，学习依旧是大学生的主要责任与任务。学业规划是做好职业生涯规划的前提和基础，同时也是职业生涯规划的重要组成部分，制订并实行良好的学业规划可以更好地迎接社会的挑战，达到和实现个人目标，对人生发展具有重要的意义。

ER 1-6

**学业生涯概述**

#### （一）有助于指导大学生完成学业

结束了中学的寒窗苦读，不再有高考的压力，大学新生可以自由处理生活和学习中遇到的各类问题，支配属于自己的时间。刚进入大学校园的大学生们通常要经过一段时间的适应期。学习方式、生活方式以及周围环境的变化，会让他们产生无所适从的松弛感和茫然感。大学生学业规划能够通过分析个人的兴趣和能力，帮助新生们明确目标，科学合理地安排他们的学习和生活，使他们充实、圆满地度过这段过渡期，从而顺利地完成大学学业。

#### （二）有助于提高大学生综合素质

学业生涯规划能让大学生们更清楚地认识自己，更加明确自己的学习目标。通过进行学业规划，学生可以仔细思考自己的兴趣、优势和目标，从而找到适合自己的方向。根据自身特点而制订的学业规划，也能使大学生们不断挖掘自我的潜能，不断地完善自己的人格，培养善待他人的处世性格，构建良好的人际关系，提高竞争力和创新能力。

#### （三）有助于大学生为未来的职业发展做好准备

大学生毕业后，将面临进入社会和就业的挑战。一个良好的学业规划可以帮助学生明确自己的职业目标，并为之做好准备。通过选择与自己职业目标相符的专业课程和实习机会，学生可以获得相关的知识和技能，增加自己的竞争力。学业规划还可以帮助学生建立专业人脉和社会资源，为将来的就业提供支持和机会。通过提前规划，学生可以更好地适应职业发展的需求，为自己的未来奠定坚实的基础。

## 二、大学生活的正确打开方式

与高中生活相比，大学生活的自由度更高。生活环境和生活方式的改变，让大学生活既有满满的新鲜感，又有全新的挑战。所以，合理安排大学生活，规划大学学业生涯尤为重要。

ER 1-7

时间管理

### （一）合理安排好大学生活

**1. 管理好时间**  在如今竞争激烈的大学生活中，掌握良好的时间管理技巧对于学业成功和个人发展至关重要。有效地管理时间不仅可以提高学习效率，还可以为个人的兴趣、锻炼和社交活动留出时间。

（1）**制订详细的计划**：制订一个每天、每周或每月的计划表，将所有的学习任务、课程、社交活动和个人事务都列出来。这样可以帮助大学生清晰地了解自己的时间安排，并确保有足够的时间来完成所有的任务。在制订计划时，要优先考虑重要的任务和紧急的事项，有主有次按照一定的规律有序完成该做的事情，以确保它们得到充分的关注和处理。

（2）**学会合理安排任务**：了解并找到自己的高效时间段，并将重要且需要集中注意力的任务安排在高效时间内。将不同的时间安排给不同的任务和活动。避免让单一的任务占据太多时间，而要将时间分配给多个任务，以保持思维的新鲜和活跃。过度劳累会降低效率和专注力。可以设置定期的短暂休息，让大脑得到放松和恢复，以便更好地应对后续的任务。

（3）**灵活应对变化**：大学生活充满了各种意外和变化，有时计划可能无法完全按照预期执行。在这种情况下，不要过度焦虑或沮丧，要学会灵活调整和重新安排计划。

**2. 管理好健康**  大学生是一个充满朝气和活力的群体，在追求知识的同时也要关注自己的身体健康。良好的身体状态让大学生有足够的精力去应对繁重的学习任务、提升学习效率，还可以让他们更好地应对各种压力、增强心理韧性。

（1）**锻炼身体，强健体魄**：体育锻炼可以帮助大学生增强体质、提高免疫力和缓解压力。大学生可以选择自己喜欢的运动项目，如慢跑、游泳、瑜伽等。大学生应制订力所能及的体育锻炼计划，提高自己的身体素质。此外，规律的作息有助于提高睡眠质量和精神状态。尽量避免熬夜，保持每天 7~8 小时的睡眠时间，注重饮食均衡和营养。

（2）**培养阳光的心态，直面生活**：随着学业压力的增加和生活方式的改变，大学生面临越来越多的心理健康挑战。为了维护心理健康，大学生应该了解并掌握心理调节的途径和方法，不断调整自身的心理状态，积极适应社会的变化，勇敢地迎接挑战。

1）树立正确的人生观和价值观：人生观影响着人生的方向和道路，决定着人生的意义与价值。有了科学的人生观和价值观，个体就能对社会、对人生、对世界上的事物持正确的态度，就能正确地体察和分析事物，从而做到冷静而稳妥地处理事情。

2）客观评价自我，积极悦纳自我：对自己进行客观的评价是建立正确的自我意识的核心。一个人做到自尊、自爱、自信、自强，有自知之明，才能保持乐观进取、积极向上的健康心态。

3）调整自我认知方式：调整自我认知是个人成长和发展的重要环节，通过不同的方法可以帮助个体更好地了解自己，提高自尊和自信，促进个人成长与心理健康。

4）自觉学习心理健康知识：自觉、主动地学习心理健康知识，了解自身心理活动的规律和特点，认识心理健康的意义和标准，掌握心理调节的方法有助于大学生提升自我的健康心理水平。

5）培养兴趣，丰富生活：注意培养和发展一些业余兴趣和爱好，可以有助于松弛身心，清除疲劳，保持健康；有助于陶冶情操；有助于开阔眼界、锻炼能力；有助于拓展知识，提高效率；有助于个性发展和人格完善。

6）乐于交往，协调关系：人类的心理适应主要体现在对人际关系的适应。人的成长发展离不开集体，人的身心健康也离不开人际交往。

7）求助于心理咨询机构：心理咨询是专业的辅导人员运用心理学的理论与技术，通过与来访者的交流、探讨、协商、解释，对来访者施加心理影响，改变其认知、情感、态度、行为，促进来访者心理健康，帮助来访者达到自助的过程。主动寻求心理咨询师的帮助，有助于大学生健康的成长与品格的完善。

**3. 管理好人际关系**　进入大学之后，大学生们面临新的环境、新的群体，重新整合各种关系，处理好人际关系成为大学生活的重要课题。

**(1)克服社会知觉中的偏差**：社会知觉偏差是指在社会交往中对他人或群体形成的错误或不准确的看法。大学生要注意保持对认知偏差的觉察，在评估他人或情况时，尽可能收集全面、客观的信息，避免仅仅依据表面现象或刻板印象做出判断。

**(2)建立健康的人际交往模式**：健康的人际交往模式不仅能够提高大学生的社交能力，还能增强他们的人际关系和团队合作能力，为未来的职业发展和社会适应奠定坚实的基础。因此，大学生要学会与他人建立互信、互助的关系，妥善解决人际交往中的冲突。通过积极参与社交活动，大学生能拓展社交圈子，增加与不同背景人群交流的机会，提升自我效能感。

**(3)塑造良好的个人形象，增进个人魅力**：社会交往中，个体的知识水平与涵养直接影响着交往的效果。良好的个人形象应从点滴开始，从善如流，"勿以恶小而为之，勿以善小而不为"，优化个人的社交形象。

**(4)培养主动交往的态度**：主动交往意味着愿意走出舒适区，主动与他人交流，分享自己的想法和经历。这种积极的态度能够促进交往双方间的相互理解和信任，为良好的人际关系奠定基础。

**(5)提高人际交往的技巧**：从赞扬和诚恳的感谢入手、注意倾听、热情助人、学会换位思考等。

**4. 充分利用大学资源**　大学提供的各种各样的资源和机遇为大学生提供了展示和发展自己的平台。合理利用和充分挖掘这些资源，可以有助于学生获取成功并成为一名成熟、有社会责任感的人。

**(1)积极获取知识资源，提高人力资本**：现代社会学习资源十分丰富，大学生可以在公众号、视频网站、知识平台等渠道接触到各种各样的知识。在安全、便捷、畅通的学校网络学习环境下，利用网络获取资源，可以有效促进自主学习。丰富多彩的讲座能够繁荣校园文化，活跃学术气氛，鼓励理论研究和学术创新等。聆听名师讲座，能给予大学生相互交流、平等学习的机会。在知识的海洋中，图书馆犹如一座灯塔，指引着莘莘学子探寻真理的航向，大学生能在其浓厚的文化氛围中体验沉浸式学习的快乐。课堂学习以及实践不仅可以让大学生获得体系化的知识，还能够提升批判性思维能力、问题解决能力、沟通交往能力、自主学习的能力，积累充分的人力资本。

**(2)多元扩展人际资源，积累社会资本**：丰富良好的人际关系是大学生成长发展不可缺少的社会资本。校园中的师生关系和同学关系是大学生校园人际关系的重要内容。此外学校时常会邀请在各领域取得出色成就的校友担任在校生的"职场导师"，在生活、学习和工作中为在校生提供指导。

**(3)全方位参与各类实践，培育心理资本**：国内外多项相关研究结果表明，心理资本能够提高个体对待职业的良好认知，从而会积极促进个体的职业发展与成就。大学生积极参加各种实践活动，打破人际交往中班级、年级、专业、学校的界限，利用各种资源锻炼自己领导力、交往能力、行动能力，了解职场、社会，进而也了解自己，培育积极的心理资本。还可以通过相关的心理资本开发和培训课程，进行科学的心理训练，提高大学生的自我效能感，以及就业过程中的心理承受力与韧性，从而增加就业成功的筹码。

### (二) 规划好大学学业生涯

学业规划是指大学生为了提高职业发展效率，对大学学业所进行的筹划和安排，以确保用最小的求学成本（时间、精力等）获得阶段性职业目标所必需的素质和能力的过程。大学生学业规划贯穿整个大学阶段，是一个动态变化和不断调整的过程。

**1. 一年级（试探期），发现自己**　在这一阶段，大学生涯规划的主要任务是尽快完成高中生到大学生的角色转换，适应新的学习和生活环境，树立起新的目标意识。认真分析自己的主客观条件，科学地制订人生的总体目标和不同时期的具体目标，将大学生活的每一天都与要实现的总体目标密切相连。作为发展的准备期，要围绕职业目标，初步了解护理职业的性质和特性，打好专业基础。提高人际沟通能力，并规划若干具体要达到的目标，可尝试以下工作：

（1）通过参加感兴趣的学生社团、志愿组织以及丰富多彩的课外活动来发展和完善自己的兴趣、爱好。

（2）借助学校就业指导中心提供的关于职业的信息，对专业相关职业进行初步了解。

（3）与家人、朋友、老师等讨论职业兴趣，请他们提出发展建议。

（4）接受专业的职业测评，全面认识自己，明确学习目标。同时，努力学习专业知识，争取得到尽可能高的分数。

**2. 二年级（定向期），拓展平台**　作为发展的定向期，应清楚自己未来的发展目标是继续深造还是直接就业。这一阶段要将理论知识和专业技能学习有机结合，以提高自身的基本素质为主。通过参加校园社团或社会实践的各项活动，锻炼和提高自己的各种能力。通过相关的职业资格证书考试，开始有选择地辅修其他专业的知识充实自己，可尝试以下工作：

（1）制订清晰可行的职业目标，使学习更有目标、更有动力。

（2）继续发现和收集感兴趣的职业信息，可以尝试对那些已经工作的并且对自己的职业规划有兴趣的人进行访谈。

（3）主动地提升职业人应该具备的基本职业素质和技能。

（4）积极参与实习、兼职以及志愿者活动来增加自己的工作经验，构建自己的人脉网络。

**3. 三年级（冲刺期），适应职场**　作为发展的冲刺期，即医学生在医院的实习期，应把重点锁定在查漏补缺，巩固专业技能上。客观进行自我评价，看自己发展得怎么样，成长得怎么样，进而及时修正就业目标，确立合理的就业期望，可尝试以下工作：

（1）通过职业体验，对用人单位看重的职业人的核心职业竞争力有更为全面的了解和认识。

（2）尽可能多地收集就业信息，充分利用人际关系为求职创造机会，可以与学长联系以获得最直接的信息。

（3）认真做好求职准备，有目的、有规划地设计自己的简历和求职信，同时注重面试技巧和面试礼仪。

（4）利用可能的机会拓展求职渠道，如网络、招聘会、宣讲会等。

（5）确认有关毕业以及签约的具体细节。

通过学业生涯规划可以让人不断认识自我、分析自我和实现自我，但规划不能仅仅是规划，不能止于规划，其关键在用于指导实践，成为大学生活实践的蓝本。处于职业探索初期的大学生们来说，不仅要很好地规划大学生涯，还要努力实践大学生涯规划，真正做到知行合一，规划与行动相一致。

（王益兰）

1. 采访 3 个不同年级的同学,看看他们对各自大学学业和生活有什么不同看法?

2. 生涯幻游

在你的潜意识中,期待着自己 10 年后过着怎样的生活?选择什么职业?和谁在一起?请同学们跟着老师的指导语,"乘坐"时光机进入自己"10 年后的某一天",然后跟着音乐做自由联想,来到 10 年后的世界,联想到生活与工作,家人、朋友与同事,日常生活与职业成就等多个场景,用九宫格描绘出生涯幻游中的重要场景。

ER 1-8

练习题

# 第二章 | 职业生涯发展概论

教学课件

思维导图

## 学习目标

1. 掌握职业生涯规划的方法与步骤。
2. 熟悉职业生涯规划的主要理论。
3. 了解职业生涯发展的内涵与影响因素。
4. 学会制订自己的职业生涯规划。
5. 具有职业生涯规划的意识，能够坚定人生理想信念，并将个人职业发展与新时代中国特色社会主义事业的发展紧密相连。

## 案例导入

　　小颖在入职省城一家三甲医院时，回想起 7 年前，她因高考发挥失常，录取到三年制专科护理专业的情景。当年在入学前，小颖了解到，三年制专科护理专业的学生有专升本的机会。为了进一步提高自己，入学后她给自己的职业生涯进行了规划。经过努力，大一成功参军入伍，两年义务兵退役复学后，努力学习的她每年都获得一等奖学金，同时成功通过专升本考试。她担任过校学生会副主席，参加过学校多种文体活动，获得了"创青春"创业大赛国家级二等奖、国家安全知识竞赛省级一等奖等奖项。有人问她成功的秘诀是什么？她说："目标明确、认真努力、持之以恒。"

**请思考：**

1. 自己的大学有明确的目标吗？
2. 自己有实现目标的行动计划吗？

## 第一节　职业生涯发展的内涵与影响因素

　　职业生涯规划是人生规划的核心，不仅关系到个人的前途和命运，也关系到家庭的幸福、社会的和谐稳定和进步。切实可行的职业生涯规划能帮助个体调动积极性，发掘潜能，理清职业发展思路，明确职业发展目标。对于青年人而言，奋斗是青春的底色，国家为青年人的职业发展提供了全面的支持，在制订职业生涯规划时可以将个人的职业发展目标与国家和社会的发展方向紧密结合，不断提升"强国有我"的使命感和责任感，有助于大学生提高综合素质，提前做好职业准备，为职业生涯发展奠定基础。

### 一、职业生涯发展的内涵

　　"凡事预则立，不预则废"告诫人们重视事前计划。凡事要有预期的计划，没有预先想好计划就很容易失败。大学生在职业生涯开始之前,如何做好职业生涯规划,有准备地进入职场,对未来职业的发展至关重要。

### (一) 职业生涯的基本概念

何为"生涯"?"生"是指生命存在着,"涯"是指边际。生涯则是指一个人从出生到生命结束的这一过程。这一过程是一个人的经历、扮演的社会角色及生存状态的综合体。职业生涯是指个人从业的经历、扮演的职业角色及在职场中所表现出来的状态的综合体。个人从事何种行业,扮演怎样的职业角色,在职场中的表现既受个人主客观条件的制约,也受社会物质生活条件的制约。职业生涯是个人根据自身主客观条件及特定的社会物质生活条件,持续从事一定社会职业,并随着主客观条件及社会物质条件改变而做出调整的过程。职业生涯是个体一生精力较充沛并具有活动力、创造力的时间段。

职业生涯按从事某一项职业时所需求的因素,可以划分为内职业生涯和外职业生涯。内职业生涯是指从事一项职业时所具备的知识、观念、心理素质、能力、内心感受等因素的组合及其变化过程;外职业生涯是指从事职业时的工作单位、地点、内容、职务、环境、工资待遇等因素的组合及其变化过程。内职业生涯是职业发展的根本原因,是外职业生涯发展的前提。内职业生涯在人的职业生涯成功乃至人生成功中都具有关键性作用。因而在职业生涯的各个阶段,我们都应重视内职业生涯的发展。在职业生涯早期和中前期,我们一定要重视对内职业生涯各因素的追求。因此,职业生涯早期,要注重工作中对自己的锻炼;在职业生涯后期,要在工作中努力实现人生价值。

实现人生价值最大化,获得职业发展的成功,受各种因素的影响,其中主要影响因素包括以下3个方面。

**1. 个人因素**　个人的个性、追求、价值观、具体行为等都直接影响职业生涯的进展。

**2. 社会环境、组织因素、人脉因素**　社会环境包括经济趋势、行业需求和政策变化,这些外部因素可以为职业发展提供机遇或带来挑战。同时,组织因素如企业文化、晋升机制和培训机会,以及人脉网络的质量和广度,也在职业生涯规划中扮演着关键角色。

**3. 偶然性因素**　在个人职业发展过程中,不可避免地要受某些被称为机遇的偶然性因素的影响。有时候,这些影响的作用是巨大且难以抵制的。

因此,在大学阶段就确立正确的职业观,努力适应社会环境,抓住机遇,在未来的职业生涯中才会获得成功。

### (二) 职业生涯的特性

**1. 物质性**　职业生涯受个体自身客观条件的制约,比如身高、视力、听力、嗓音、身体健康状况等,也受社会物质条件发展的制约,离不开一定的社会物质条件,并随社会物质条件的发展变化而变化。

**2. 持续性**　职业生涯是一个人在一生中持续从事某种工作的过程。

**3. 发展性**　职业生涯是一个发展的过程,一方面是劳动者自身能力与素质的发展,为适应生产力发展水平不断提高的需要,劳动者必须在持续从事某一职业时不断学习,提升自己的能力与素质,提高岗位胜任力;另一方面,个人从事某一职业,为实现自己的职业理想努力工作的过程,也是为社会作贡献、推动社会发展的过程,社会的发展变化引起社会分工的变化,个人的职业生涯也会因社会分工而调整规划。

**4. 时代性**　职业生涯具有明显的时代特征。职业会随着时代的变迁而产生或消失,职业的社会认可度也会随着时代的变迁而发生改变。某一职业在这个时代或许择业者众多,在另一个时代可能就无人或较少人选择。

**5. 独特性**　每个人都是独特的,应基于个体主客观条件不同而选择不同的职业,从而职业生涯也不一样。即使选择同一工作岗位,两个人也会因其主客观条件不同,有不一样的职业发展。因此，职业生涯具有明显的独特性。

### (三) 职业生涯规划的概念

职业生涯规划是指个人根据对自身的主观原因和客观环境的分析，确立自己的职业发展目标，制订相应的工作、培训和教育计划，并按照一定的时间安排，采取必要的行动以实现职业生涯目标的过程。

职业生涯规划不是一蹴而就、一劳永逸的，它贯穿了一个人一生的发展期，主要帮助人们解决选择怎样的职业领域、如何在选定的职业领域获得发展及获得怎样的职业成就等问题。职业生涯规划的目的是帮助个人了解自我，发现自己的长处与优势，根据自己的主客观条件找到合适的职业及实现自己的职业发展目标。

### (四) 职业生涯规划的意义

职业生涯规划的目的是实现"我想做什么"与"我能做什么"有机结合，帮助个人将自己的优势发挥到最大程度，从而满足个人需求。大学生职业生涯规划有助于大学生明确职业发展目标，提升自身综合素质，为未来职业发展夯实基础。

**1. 有助于大学生正确认识自己，形成科学的职业观和择业观**　职业观是个体对职业的认知和看法。择业观是个体在择业过程中所秉持的观点和看法。职业生涯规划的技术和方法，能帮助大学生全面了解自己，发现自己的兴趣、爱好、能力、性格、价值观、优势和不足。它在帮助大学生了解社会的同时，识别自己的能力和素质与职业要求之间的差距，在"知己""知彼"的基础上寻求人职匹配，从而做出正确的职业选择。

**2. 有助于大学生发掘自身潜能，增强职业竞争力**　一份科学的、行之有效的职业生涯规划有助于大学生确定职业发展目标，持续了解行业及职业环境变化的趋势、目标岗位的任职要求以及环境中的各种资源和机会，持续评估自己在这个行业中的优势和劣势，挖掘个人发展潜能，自觉制订自己的学习与能力培养计划，并努力将这些计划付诸实践，不断地扬长补短，积极主动地去提升自己的综合素质，增强职业竞争力。

**3. 有助于大学生坚定职业理想，提升未来职业成功的机会**　大量资料显示，一个人事业的成败，人生的成就，在很大程度上取决于其能否认真地思考和规划自己的未来。科学的职业生涯规划不仅能帮助大学生适时了解形势，通过有效的职业学习，持续积累在特定职业领域中的竞争优势，而且还能按照职业发展目标坚定自己的职业理想，通过职业生涯规划促进自己的职业良性发展，最终增加未来职业成功的机会。

### (五) 职业生涯发展

职业生涯发展不仅是个人职业上的阶段性规划，还包括职业生涯发展的起点与路径。例如，同一时间入职同一家医院的护士，可能被分配到内、外、妇、儿等不同科室，虽然工作性质相同，但由于科室的不同，工作内容会有所差异。这意味着他们的职业生涯起点和发展路径会有不同，从而产生不同的职业生涯发展的结果。职业生涯发展具有动态性、长期性与复杂性，主要涉及以下 3 个方面的内容：

**1. 职业生涯发展的起点**　即任职组织的类型，工作的性质与内容，开始第一份工作的方法。

**2. 职业生涯发展的阶段**　职业生涯前后延续几十年的时间。在这段漫长的旅程中，个人会经历不同的发展阶段，每个阶段都有其特定的任务、目标和预期成果。

**3. 职业生涯发展的路径**　不同职场的职业生涯发展路径有相同之处，也有差异；同一职场有不同的职业生涯发展路径，找到适合自己的发展路径是关键。

职业生涯是一个人一生中非常重要的发展阶段，它决定着个人的物质收入、社会地位及能否实现人生价值。所以，在职业生涯发展过程中，我们要谨慎选择职业生涯的起点，认真、务实地对待各个阶段的发展任务，科学、合理地选择发展路径。

## 二、职业生涯发展的影响因素

如果按就业状况来划分人生阶段，可以将一个人的人生划分为职业准备阶段、职业选择阶段、职业工作阶段和职业结束阶段。大学生正处于职业准备阶段，这一阶段对大学生职业生涯发展的影响意义深远。事实上，每一阶段都是大学生职业生涯规划的重要阶段，而每一阶段都要受到各种各样因素的影响，并最终通过大学生职业生涯发展的不同结果表现出来。总的来说，大学生职业生涯发展的影响因素分为内因和外因。

### （一）影响大学生职业生涯发展的内因

大学生自身主客观条件是影响职业生涯发展的内因，它对大学生的职业生涯发展起基础性作用。自身主客观条件一般来说包括身体素质、心理素质、职业动机、个人能力四个方面。

**1. 身体素质**　从事任何职业，都需要持续付出精力和体力，良好的身体素质是做好工作的前提条件和基本保证。身体素质与职业特点相匹配才有可能实现职业生涯的发展。不同的职业对从业者身体素质的要求有很大的差异。一些特殊的行业对从业者的身体素质还会有特殊的要求，比如运动员、飞行员、潜水员等，护士这一职业对身体素质也有一些特别的要求，比如不能是色盲或色弱等。

**2. 心理素质**　是一个人情绪、认知、意志、个性等方面的综合。现代社会生活节奏快，职场竞争激烈，形势发展变化也很快，需要从业者有良好的心理素质才能适应社会的快速发展。情绪良好、意志坚强、自我认知正确、行为反应恰当、完整统一的人格和积极的社会适应能力是职业生涯发展必备的心理素质。

**3. 职业动机**　是职业生涯规划的重要影响因素，包括价值观、需求、兴趣爱好等。如果所从事的职业与职业动机相匹配，就能对个人的职业生涯发展产生积极的促进作用，如果不匹配，可能会产生消极影响。不同职业动机的从业者对同一职业的态度和选择不同，因此这一职业会因为他们不同的职业动机而具有不同的价值。当所从事的职业与职业动机相匹配时，人们就能从职业中获得信心与力量，愿意为这一职业付出更多的时间与精力，做出各种努力，甚至可以做出一定的牺牲。当然，职业动机也会随着个人主客观条件（比如经历、年龄阶段、身体状况、心理素质等）的变化而改变或调整。

**4. 个人能力**　是指工作能力，即运用各种资源从事服务、生产、研究、经营、创造等具体活动所体现出来的素质。个人能力是体能、智力、心理素质的综合体，不是三者的简单相加，还涉及个人如何统筹、发展与运用这些能力。个人能力是职业生涯发展的关键因素，个人能力与个体职业生涯发展相辅相成，一般情况下，个人能力与职业发展水平成正比。

### （二）影响大学生职业生涯发展的外因

**1. 社会因素**　职业生涯发展不仅关乎个人成长，也与社会发展息息相关。职业生涯发展与社会就业、社会生产、社会稳定紧密相连。影响职业生涯发展的社会因素包括生产力水平、社会政治、经济体制、文化传统、社会对职业的评价、劳动就业制度等。这些因素决定社会的就业岗位数量、岗位的结构和层次，影响人们对各类职业岗位的评价及接受程度，进而影响着人们的职业选择和职业规划。社会的发展与进步，为人们的职业生涯规划提供机遇，也会让一些人必须对职业生涯做出调整或改变，比如高铁技术的发展创造了成千上万个就业岗位；产业结构的调整需要淘汰落后产能，在这类企业就业的人员就需要重新寻找就业机会。

**2. 组织因素**　个人职业生涯发展在组织提供的平台上得以实现。组织提供的工作岗位、工作条件以及培训机会，都是影响个人职业发展的关键因素。组织对个人的岗位表现做出评价，并给予相应的报酬，这些都会对个人职业生涯发展产生直接的影响。个人职业生涯发展的机遇是组织给予的；在不同的组织，成员获得的发展机遇不同，即使在同一组织内部，成员间也会因为个人自身主客观条件及其工作表现而获得不同的发展机遇。组织与成员并不是单方面地给予,组织给予个人职业发展的机遇,组织成员的职业发展同时也是组织发展的机遇。因此,个人的职业生涯发展需要组织提供环境条件,如果脱离了组织提供的发展平台,个人的职业生涯发展就成了无本之木,无源之水,根本无从谈起。

## 第二节　职业生涯规划的主要理论

### 一、职业选择理论

职业选择理论主要从个人的角度探讨职业行为,比较关注个体的人格、能力、需求、兴趣等内因在职业选择过程中的作用。该理论偏向于个体在职业选择时要做到个人与职业相匹配,代表理论主要有帕森斯特质因素理论、霍兰德人格类型理论和社会认知理论。

#### (一)帕森斯特质因素理论

帕森斯特质因素理论创始人是美国波士顿大学的帕森斯(Parsons),最早于1909年在《选择一个职业》中提出,后来又经美国职业指导专家威廉逊等人进一步完善。理论强调个人的特质与职业选择相互匹配,即人职匹配。帕森斯提出职业选择的三要素:首先是自我了解,个人应对自身的价值观、兴趣、能力、成就、资源和人格特质等进行充分考虑;其次是了解职业,个人应对职业相关知识、岗位职责、优势及劣势、发展前景机会、薪资水平、所要求的特质等有较为明确的认识;最后是对自我和职业进行充分整合。该理论强调,在做出职业选择之前要评估个人能力并进行职业调查,因为个人职业选择的关键是个人特质与职业的要求是否匹配,最终要以人职匹配作为职业选择目标。

在帕森斯职业指导的要素基础上,威廉逊将特质因素理论进行了进一步的发展完善,他以个性心理学和差异心理学为基础,设定个人独具的能力模式和人格特征,而这种能力模式和人格特征与某种特定的职业具有相关性。因此,特质因素理论形成了著名的职业选择三原则:了解个人特质、分析职业环境、实现人职匹配。

#### (二)霍兰德人格类型理论

美国霍普金斯大学职业心理学家霍兰德(Holland)是职业人格理论的代表人物,人格类型理论就是由他提出的,是目前应用较广泛的职业心理理论之一。霍兰德从1959年起经过多次大规模的研究,发现个人的遗传因素和生活经历等塑造了独特的人格,而个人选择的职业发展应与这种人格相匹配,以最大程度地发挥个人潜能。该理论指出个人的职业选择是人格的一种表现,一种类型的职业通常会吸引具有相似人格的人，他们对许多的情境与问题会有相类似的反应方式，从而产生类似的人际环境。在社会文化中，大多数人的人格都可以归纳为 6 种类型：现实型（realistic，R）、研究型（investigative，I）、艺术型（artistic，A）、社会型（social，S）、企业型（enterprising，E）和传统型（conventional，C）。同样，大多数的职业环境也可以相应地分为这 6 种类型，具体详见图 2-1、表 2-1。霍兰德认为个人的行为是其人格和所处环境之间相互作用的结果，人格类型与职业环境的适配是提高职业满意度、稳定性和成就感的关键。霍兰德划分的这六大类型没有明晰的边界，他以六边形标示出六大类型的关系：相邻关系（两种类型共同点较多），如 C 和 R、I 和 A、S 和 E 等；相隔关系（两种类型共同点较少），如 A 和 E、E 和 R、C 和 I 等；相对关系（两种类型对立点多，共同点少），如 C 和 A、R 和 S、I 和 E 等。

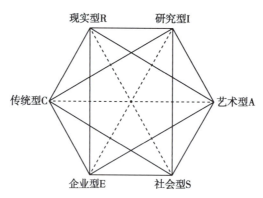

图 2-1　人格类型与职业环境适配示意图

表 2-1　人格类型与职业环境类型适配表

| 人格类型 | 特征 | 职业类型 |
| --- | --- | --- |
| 现实型 R | 喜欢使用工具从事实物操作性和体力工作，如用手、工具、机械制造或修理东西，动手能力强，手脚灵活，动作协调，具有传统的价值观，倾向于用简单直接的方式处理问题 | 计算机硬件人员、摄影师、制图员、机械装配工、护士、检验师、影像师、木匠、厨师、技工、修理工、农民等 |
| 研究型 I | 喜欢研究需要分析、思考的抽象问题，比如数学、物理、生物等，喜欢独立工作，一般会以复杂、抽象的方式看待世界，并倾向于理性分析，聪明好奇，具有创造性 | 实验室研究人员、物理学家、生物学家、化学家、工程设计师、社会学家、程序设计员等 |
| 艺术型 A | 喜欢写作、音乐、艺术和戏剧等，自我表达能力强，尽量避免过度模式化，具有想象力和创造力，通常具有表演、写作、音乐、演讲等天赋 | 作家、音乐家、艺术家、画家、诗人、主持人、作曲家、演员、歌手、乐队指挥、戏剧导演等 |
| 社会型 S | 喜欢与人合作、交朋友，关心社会问题、渴望发挥自己的社会作用，比较看重社会义务和社会道德。善言谈、善解人意、友好、仁慈、随和、机智 | 教育工作者、社会工作者、心理咨询师、营销师、心理医生、医疗机构管理者、记者等 |
| 企业型 E | 追求权力、权威和物质财富，喜欢领导和控制别人。为人务实，做事有较强的目的性，喜欢竞争、敢冒风险，有野心、抱负。精力充沛、自信、热情、善表达 | 企事业单位领导者、律师、商业管理、营销人员、市场或销售经理、公关人员、采购员、投资商、电视制片人等 |
| 传统型 C | 尊重权威和规章制度，喜欢规范化的工作或活动，乐意接受他人的指挥和领导，关注实际和细节，谨慎和保守，缺乏创造性，不喜欢冒险和竞争，富有自我牺牲精神。细心、有条理、依赖、效率高 | 行政助理、办公室人员、秘书、会计、记事员、图书馆管理员、投资分析员、出纳员、打字员等 |

## 职业环境对人格与工作满意度关系的影响

工作满意度是个人对其工作条件、环境、成就和个人职业目标实现程度等方面的一种积极、正面的主观评价和整体感知。《人格、职业环境与工作满意度：基于匹配视角的实证研究》将 376 种职业分为综合管理型、实物操作型、研究分析型和内容表达型。在综合管理型职业中，个人的外向性、尽责性、情绪稳定性程度越高，经验开放性越低，工作满意度越高；在实物操作型职业中，个人的外向性、尽责性、情绪稳定性程度越高，工作满意度越高；在研究分析型职业中，个人的情绪稳定性程度越高，工作满意度越高；在内容表达型职业中，个人的外向性、宜人性、尽责性程度越高，工作满意度越高。

### （三）社会认知理论

职业理论发展到 20 世纪 80 年代，在班杜拉的一般社会认知理论的基础上有学者提出了社会认知理论（social cognitive theory，SCT）。SCT 强调在职业发展中起作用的三种个人变量（自我效能、结果预期、个人目标）之间的相互影响。SCT 解释了人们的职业选择或职业行为如何受到环境以及自我因素的影响。

自我效能定义为个体对自己实现特定领域行为目标所需能力的信心，即个体自己能不能办到的信念。它不是单一的、固定不变的，而是与外部环境相互作用的一套特定的信念。自我效能与具体的活动领域有关，其形成与改变主要取决于 4 种信息来源：过去的绩效成就、观察学习、社会劝说、生理和情绪状态等。SCT 将自我效能作为基本概念，既重视认知能力在职业发展中的作用，又强调个体信念的动力性，将个体当成积极的、有力量的和自我导向的一个人。SCT 认为人们可以通过总结过去的成功经验、学习他人的成功经验、获得社会支持、保持优良的身心状态等方式，发展自我效能。提升自我效能可促进个体积累职业兴趣、确定职业方向和目标、选择职业，从而促进个人的职业发展。

结果预期是指个人对从事特定行为结果的信念。结果期望将对未来的行为产生激励或阻碍作用。职业自我效能与结果预期会塑造个人的职业兴趣，职业兴趣与自我效能和结果预期一起促进个人目标的产生，目标将促成行动达到一定的绩效成就，而绩效成就又可以反作用于自我效能和结果预期，形成一个动态的反馈环路。

社会认知理论将职业选择和发展视为一个复杂的系统工程，不仅涉及心理问题，还涉及社会、经济等因素。理论的提出者尝试将个人因素和经济社会因素对职业自我效能的形成，以及对职业目标、职业选择等职业发展行为的作用等，都有机地融入理论之中。另外，该理论还将职业选择看成一个开放的系统，认为职业兴趣、职业能力、职业价值观等因素都会对个人的职业选择产生影响。

## 社会认知理论对学生心理教育的启示

学生要构建合理的职业心理认知系统，利用环境促进职业目标和行为的发生，了解自己的困惑及他们求职路上的一些阻碍，帮助自己认识并积极地克服这些障碍，提高自信和自我效能感。学校要结合社会认知理论，将职业生涯教育、职业干预行为融入教育的全过程。同时加强政企、家庭、朋友等社会多种资源充分参与、合理引导、积极扶持的常态环境，构建立体化的职业生涯发展干预模式，保证职业生涯规划教育的目的性、针对性与规范性，培养高素质的优秀适应型人才。

## 二、职业生涯发展的阶段理论

职业生涯发展理论起源于 20 世纪 50 年代，是伴随着职业指导的发展而出现的。人的一生要经历许多阶段，每一阶段的历程各不相同；职业生涯是人生中很重要的历程。职业生涯是个体发展自我、自我实现的重要阶段，决定着自我人生价值是否得以实现。

职业生涯也可以划分为许多阶段，每一阶段都有其独有的特征，对从业者的职业素质要求也不同。为了更好地满足个体追求职业生涯发展的需要，学者们将人的职业生涯依据生命周期划分为不同的阶段。比较有影响的职业生涯发展理论主要有金斯柏格（Eli Ginzberg，1951）的职业发展三阶段理论、舒伯（Super D.E.，1953）的终身职业生涯发展理论和施恩（Schein E.H.，1978）的"九个阶段理论"。这些理论各有不同，但都是依据人的发展规律提出来的。

### （一）金斯柏格的职业发展三阶段理论

金斯柏格是美国著名的职业生涯发展理论学者和职业心理学家，他研究了个体从童年到青少年阶段在职业心理方面的发展过程，将职业生涯分为 3 个阶段：幻想期、尝试期和现实期。

**1. 幻想期（11 岁以前）** 在这一时期，儿童认知能力不断提升，自我意识从无到有，逐渐将"我"从其他的人和事中剥离，并能较好地区分不同的社会角色。不同职业的从业者所扮演的社会角色在他们眼中有着鲜明的特点，他们对这些各具特色的职业充满了好奇，幻想着长大后要成为什么样的人。儿童将这些幻想在早期的游戏中付诸实践，他们会在游戏中扮演自己喜欢的职业角色，但他们所扮演的角色往往带有自己的想象，与现实存在一定差异。儿童在游戏中不断重复扮演自己喜欢的职业角色会让其对这一职业角色的认同得到初步强化，在日常生活中就会去模仿这些职业角色，这是职业意识的萌芽。这种有意无意地模仿如果得到长辈、小伙伴甚至陌生人的表扬和肯定，就会进一步强化这种职业意识。

总的来说，这一时期，儿童职业心理发展只是单纯的兴趣爱好和模仿，完全没有考虑自身的主客观条件及发展机遇，不会将自身的职业发展与社会需要联系起来并加以考虑，是一种幻想。

**2. 尝试期（11~17 岁）** 这是从儿童向青少年的过渡阶段。在这一时期，他们经历生理、心理的快速发展与变化。心理方面的显著变化为独立意识增强，喜欢从众，开始根据自身主客观条件、社会现实情况设想自己的未来生活，利用各种资源积极探索一些职业问题，如某一职业的职业前景、职业声望、对从业者的要求等，并开始有意识地尝试培养自己所喜欢的职业所需的职业素质。

金斯柏格将这一时期划分为 4 个阶段。

第一阶段，兴趣阶段（11~12 岁），发现并理解不同职业的特点，开始关注与自己的兴趣相一致的职业。

第二阶段，能力阶段（12~14 岁），关切不同职业对从业者的能力要求，将自己的能力与自己感兴趣的职业对从业者的能力要求进行对比，发现差距，有意识地进行培养与锻炼。

第三阶段，价值观阶段（14~16 岁），开始注重职业的社会价值与个人价值，并从这些价值的视角来考察自己的能力与职业兴趣，为职业选择做准备。

第四阶段，综合阶段（16~17 岁），将有关职业信息进行综合，对自己的职业发展方向做出综合判断，初步确定职业方向。

**3. 现实期（17 岁以后）** 这一阶段，青少年向成年人过渡并最终成年。个人开始参与社会劳动，从择业走向就业。这一时期，个人能比较客观、理性地审视自己的主客观条件、能力，并将其与社会发展对职业的要求联系起来，比较务实地将自己的职业愿望与现实条件相协调，明确自己的职业角色定位，进而确定自己具体且现实的职业生涯发展目标。

### （二）舒伯的终身职业生涯发展理论

舒伯将职业生涯发展分为 5 个阶段：成长阶段、探索阶段、建立阶段、维持阶段和衰退阶段（图 2-2）。

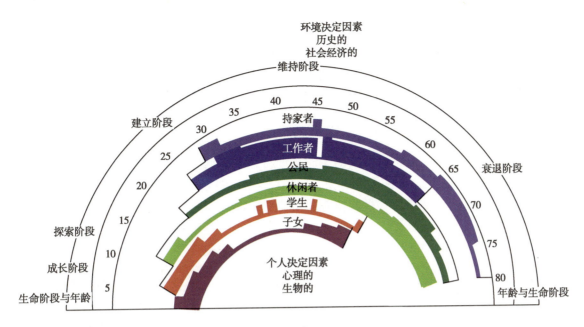

**生涯彩虹图的解析：**

著名职业生涯规划大师舒伯（Donald E.Super）在1957—1990年间将其终身职业生涯发展理论进行了拓宽和修改，为了综合阐述生涯发展阶段与角色彼此间的相互影响而创造性地描绘出一个多重角色生涯发展的综合图形——"生涯彩虹图"。

1. 横贯一生的彩虹——生活广度：横向层面代表的是横跨一生的生活广度。彩虹的外层显示人生主要的发展阶段和大致估算的年龄：成长阶段、探索阶段、确立阶段、维持阶段及衰退阶段。在这五个主要的人生发展阶段内，各阶段还有小阶段，舒伯特别强调各个时期年龄划分有相当大的弹性，应依据个体差异而定。

2. 纵贯上下的彩虹——生活空间：纵向层面代表的是纵贯上下的生活空间由一组职位和角色所组成。它包括子女、学生、休闲者、公民、工作者、持家者等主要角色。各种角色之间是相互作用的，一个角色的成功，特别是早期的角色如果发展得比较好，将会为其他角色提供良好的关系基础。但是，在一个角色上投入过多的精力，而没有平衡协调各角色的关系，则会导致其他角色的失败。在每一个阶段对每一个角色投入程度可以用颜色来表示，颜色面积越多表示该角色投入的时间越多，空白越多表示该角色投入的时间越少。

**图 2-2　一生生涯彩虹示意图**

**1. 成长阶段（0~14 岁）**　这一阶段儿童开始发展自我概念，并学习以多种方式表达自己的需求。他们通过不断尝试和学习，基于对现实世界的经验和教训，调整自己的角色。这一阶段，个人主要通过与其所接触到的人的互动，逐渐建立并发展恰当的自我概念。这一阶段的主要任务包括：发展恰当的自我概念，发展对职业的合适态度，认识并理解职业的意义。舒伯又将这一阶段细分为3 个时期，即幻想期（0~7 岁）、兴趣期（7~11 岁）和能力期（11~14 岁）。在幻想期，儿童常常将自己幻想成所感知到的各类职业中的角色，通过职业角色的扮演来进行模仿；在兴趣期，儿童根据个人喜好来理解与评价职业；在能力期，儿童开始考虑现实条件与自己感兴趣的职业的匹配问题，有意识地发展自己的职业能力。

**2. 探索阶段（15~24 岁）**　这一阶段的成长内容主要是学习。个体在这一阶段主要通过各种实践，比如勤工助学、志愿者活动、在学校中担任班团干部等方式，探索工作岗位对个人能力、素质的要求，并对自己的综合素质、能力做出评价，开始依据自己的现实条件选择合适的职业，根据职业选择做出教育决策。初步确定职业发展目标，在工作岗位上探索职业发展目标的可行性，经历几次择业和就业。这一阶段又被细分为3 个时期：试验期（15~17 岁）、转变期（18~21 岁）和尝试期（22~24 岁）。

**3. 建立阶段（25~44 岁）**　这一阶段是职业生涯发展的核心阶段。这一时期，个人在经历过早期的职业探索后，最终确定了稳定的职业发展目标，努力谋求发展，获得晋升。这一阶段又分为2 个时期：尝试期（25~30 岁）、稳定期（31~44 岁）。

**4. 维持阶段（45~64 岁）**　这个阶段属于升迁和专精阶段。在这个阶段，个人一般已经实现了职业化与专业化发展，并取得一定成就。处于这一阶段的劳动者，基本上不考虑更换职业，只在意维持已经取得的成就和社会地位。

**5. 衰退阶段（65 岁及以上）** 这个时期属于退休阶段。个体身体条件与工作能力衰退趋势明显，逐步退出职场，回归家庭。个体在这一时期，权力与责任减少，主要将时间与精力投入家庭、休闲等方面，突出扮演家长角色。这一阶段的主要任务是发展和寻找新的社会角色代替已经退出的职业角色，以弥补因退出职场而带来的不适感。

### （三）施恩的"九个阶段理论"

美国著名的职业心理学家施恩根据人的生命周期特点和不同年龄阶段所面临的主要心理、生理、家庭问题及所要承担的职业角色，将职业生涯划分为九个阶段。每个人的职业阶段所处的年龄不同，施恩只给出了大概年龄跨度，并且职业阶段年龄也有交叉，具体见表 2-2。

表 2-2 施恩的职业生涯发展九个阶段理论

| 阶段 | 角色 | 主要任务 |
| --- | --- | --- |
| 成长、幻想、探索阶段（0~21 岁） | 学生、职业工作候选人、申请者 | 发现和发展自己的兴趣与需要，培养并发现自己的综合素质与能力；有针对性地学习专业知识，增强幼年时期职业幻想的现实可操作性；接受教育和培训，培养工作岗位必需的思维与行为方式及技能 |
| 进入工作阶段（16~25 岁） | 应聘者、新学员 | 进入职业生涯，学会寻找并评估一项工作；学会如何应聘，选择第一份工作；签署就业协议，成为某一职业的成员 |
| 基础培训阶段（16~25 岁） | 实习生、新手 | 实现角色转换，适应新环境和新角色，承担职业角色的工作任务与使命，成为该组织的有效成员 |
| 成员资格阶段（17~30 岁） | 取得组织的正式成员资格 | 成功履行工作职责；提升与展示自己的能力与特长，为职业生涯进一步发展做准备；重新评估当初的职业追求与自己的能力、价值观、组织给予的发展机遇是否匹配，在去与留之间做出抉择，如果选择继续留在该组织，就要协调自身需要、组织的约束及其给予的机会之间的矛盾，找到平衡点；寻求良好的保护人 |
| 职业中期（25 岁以上） | 正式成员、任职者、终身职员、主管、经理 | 选定一项专业或进入管理部门；保持职业竞争力，实现职业化或专家化；承担更大责任，确定自己的职业地位；确定自己的长期职业计划；努力实现自我与承担职业责任之间的平衡 |
| 职业中期危险阶段（35~45 岁） | 正式成员、任职者、终身职员、主管、经理 | 现实地评估自己的才干，反思自我提升、职业理想与个人前途；在接受现状和争取职业晋升与发展之间做出抉择；与他人建立良好的关系 |
| 职业后期（40 岁至退休） | 骨干、管理者、有效贡献者 | 成为一名工作指导者，发挥影响力与领导力，对他人负责；为承担范围更大、更重要的责任而进一步提升与发展自己的素质与能力；发现、选择与培养接替人员；在安稳与保持影响力、挑战能力之间做出选择 |
| 衰退和离职阶段（40 岁至退休） | | 正视地位、责任、权力的下降；学会接受和发展新的角色；对自己的职业生涯进行评估，为退休做准备；发展新的工作兴趣，寻找新的获得感 |
| 退休 | | 适应角色变换所带来的生活方式的巨大改变；悦纳自己，以恰当的方式发挥自己的优势，为社会或他人做有益的事 |

职业生涯发展理论虽然各有特点，但每位学者在划分职业阶段时遵循的基本原则是相似的。他们通过不同的方式对职业阶段进行分类，但都旨在揭示职业生涯发展的普遍规律。人们只要对职业生涯发展的规律有充分的认识、了解各阶段的特征及主要任务，就能制订出比较合适的职业生涯规划。

## 三、职业适应理论

职业适应理论强调的是人与环境的相互适应，尽管职业生涯发展很重要，但就业后与职业环境互动、建立并保持个人与情境的一致性也很重要。该理论起源于美国明尼苏达大学，由罗圭斯特（Roeckelein）和戴维斯（Davis）提出，它是一种强调人与环境相匹配的心理学理论，也被称为明尼苏达工作适应理论。该理论的核心观点包括：个人与环境之间存在互动关系，符合与否是互动过程的产物；个人需求会变，工作的要求也会随时间或经济情势而调整；每个人都应积极寻求与环境之间的符合性，如果工作环境满足个人需求，同时个人又能完成工作的要求，则适应度就会提高；如果个人能努力维持与工作环境基本一致的关系，则组织满意度和个人工作满意度提高，在这个工作领域就能持久。工作适应理论图解见图2-3。

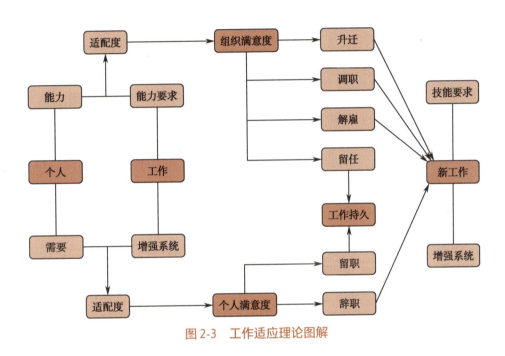

图 2-3　工作适应理论图解

职业适应理论的特点是强调个人能力、个人需要与工作环境增强系统之间的配合与协调发展，它可以解释个人对组织的满意度和组织对个人的满意度问题。当个人走上工作岗位后，工作不如意时，可以考虑是自己能力不能满足岗位要求还是组织不能满足自己的需求，及时分析原因并进行调整，从而做出正确的职业决策和职业行为。

## 第三节　职业生涯规划的方法与步骤

### 一、职业生涯规划的基本原则

职业生涯规划的制订需要遵循匹配性、清晰性、一致性、全程性、可行性、挑战性、激励性、可变性八个原则。

#### （一）匹配性原则

人职匹配是职业生涯规划的首要原则，它要求结合自我评估和环境评估确立职业目标。如果说，高中时期的职业生涯规划，是为了帮助学生结合学科兴趣和专长，选择并考上相应的大学专业，那么，大学期间的职业生涯规划，更侧重于帮助学生在了解国民经济的产业结构、行业趋势、职业分类等基础上，明确相关职业和岗位的具体要求，从而结合自身的职业发展期待，建立职业愿景和阶段性目标，明确职业发展路径，寻找学习资源，培养职业能力，树立正确的就业观念，提升综合职业素质，最终成长为合格的劳动者和职业人。近年来，高校与企业持续开展"产教融合"，让人才培养更加符合社会现实需要；广大同学在职业生涯规划的过程中应始终把握人职匹配原则，结合岗位要求来开展阶段性地自我评估，采取各项行动，提升职业发展行为的科学性和针对性。

### （二）清晰性原则

制订的职业生涯规划要清晰明确，以便能够转化为可实施的行动。职业生涯规划要解决"干什么"的问题，即要明确自己进入的行业、想从事的职业。希望自己做管理还是技术，是喜欢与人沟通还是喜欢做具体事务。例如，对于护理专业的大学生，他们需要确定自己适合做以下哪种工作：临床护理、护理教学、护理科研还是医药销售等，从而决定毕业后去公立医院、社区还是去私营医疗单位等。因此，清晰的目标是护理专业大学生进行生涯规划非常重要的原则。目标引领未来，目标促进行动，职业目标明确，职业决策才不会犯方向性错误。

### （三）一致性原则

职业生涯规划的所有分目标尽量要与总目标保持一致，计划行动与实施措施要一致。确保职业规划与价值观一致能够让我们有动力地去追求我们想要做的事情，从而更容易地保持职业规划。

### （四）全程性原则

全程性原则也称为系统性原则。在制订职业生涯规划时需要谋划生涯发展的整个历程，同时要将职业生涯规划实施当成一个系统的工程。

### （五）可行性原则

职业生涯规划的发展路线，具体的行动计划，短期、中期、长期的目标等要具体可行。规划设计应有明确的时间限制或标准，以便评估、检查和衡量。当做职业生涯规划时，护理专业大学生应考虑自己的性格特征、社会环境、组织环境以及其他相关因素，选择切实可行的途径。不同地区社会经济条件差异大，为个人提供的职业生涯发展目标条件和机会存在一定的差异性。若对自己的能力、薪资期望、心理承受等未能做好全面分析，导致目标定位过高，则目标很难实施或达到，容易失去自信心和动力。

### （六）挑战性原则

在以上原则的基础之上，职业生涯规划应具有一定的挑战性，尤其是在目标的设定上应按照努力能够达成的原则，这样才能调动个体的积极性。不断尝试新的事物和挑战自己的能力，这样才能不断提高自己的能力和竞争力。在尝试新的事物时，也要合理控制风险，不要冒险行事，以免给自己带来不必要的损失。

### （七）激励性原则

职业生涯规划阶段性的目标实现要能满足个体的需要，达到激励的效果。激励能激发个体行为的动机，强化个体行为的动力，个体处于被激励状态，动力强，行为积极，进而提高个体学习的自觉性和主动性。

### （八）可变性原则

随着社会环境、个体认知及能力等的变化，职业生涯规划的内容也要随之调整和改变。随着科技革命的蓬勃发展，职业世界发生了翻天覆地的变化，传统职业正在不断衰退，新兴职业不断出现。人们迫切需要通过自主地、持续地学习，才能紧跟时代步伐。对大学生而言，除了学好专业知识技能，不断地提升和适应现有岗位要求的职业能力外，还应该对市场需求、行业趋势、新兴职业等保持敏锐的关注，在适应传统职业的基础上，积极体验和参与创造新职业。

## 二、职业生涯规划基本要素与方法

### （一）职业生涯规划的基本要素

**1.自知**　了解自己，对自己有全面而客观的认知。

**2.知人知物**　既了解职业的特点、要求、工作内容，职业发展前景，工作条件与待遇，人际关系，又了解社会发展需求、时代特点与要求等。

**3.选择**　选择的机会、技巧及由于选择而带来的风险与冲突。

**4.实践**　任何规划都要付诸实践，在实践中检验其可行性，才可能将规划变成现实，若纸上谈兵，规划就毫无意义。

### （二）职业生涯规划基本方法

**1."五步法"**　在职业生涯规划中，"五步法"简单易行。"五步法"是回答五个"W"的归零思考模式。

（1）Who am I?　——我是谁？

（2）What will I do?　——我想干什么？

（3）What can I do?　——我能干什么？

（4）What does the situation allow me to do?　——环境允许或支持我做什么？

（5）What is the plan of my career and life?　——我的职业与生活规划是什么？

综合回答上述这五个问题，找到它们的最高共同点，就能制订出自己的职业生涯规划。

**2.SWOT 分析法**　SWOT 分析法最早由哈佛商学院的安德鲁斯教授在其 1971 年出版的《公司战略概念》一书中提出。SWOT 是优势（strength，S）、劣势（Weakness，W）、机会（Opportunity，O）、挑战（Threat，T）英文首字母的组合。SWOT 分析法是对自己的优势、劣势、机会和挑战进行总结和深入分析，在此基础上做出合理地规划。其中，S、W 是内部因素，O、T 是外部因素。大学生在进行职业生涯规划时，借用 SWOT 分析法，综合分析自己的优势与劣势，对自己做出准确地评估，认识就业环境与职业前景，认清自己的就业机会与挑战，从而做出最佳的职业发展决策。

**3.利弊权衡法**　个人在进行职业生涯规划时，会面临众多的选择，这些选择会对个人的职业生涯决策产生干扰，造成选择上的困难，使决策变得复杂且难以操作。利弊权衡法是让个人在进行职业生涯规划时，尽可能详细而具体地从各个角度评估分析各个选择方案，对各种方案实施结果可能产生的利弊得失列出详细的清单，并进行预测与分析，对这些利弊得失的可接受性做出评价与预判，最终做出最佳选择。

## 三、职业生涯规划基本步骤

职业生涯规划是一个反复循环的连续过程，具有前瞻性，需要遵循一定的步骤，职业生涯规划的步骤大体可以分为自我评估、环境评估、职业生涯目标的确定、制订具体行动方案、评估与反馈 5 个步骤（图 2-4）。

### （一）自我评估

自我评估是要对自己有一个清楚、全面的了解与分析，要对自己的天赋、身体健康状况、性格、心理素质、学识水平、能力、思维方式、思想道德品质、价值观、专长及个人在社会中所处的位置等方面进行客观、理性地审视，找出自己的优势与不足，找到自己的优势与职业兴趣的结合点，这是职业生涯规划的第一步。

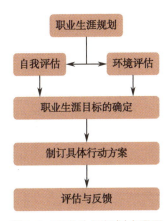

图 2-4　职业生涯规划步骤图

### （二）环境评估

环境评估是职业生涯规划的一个重要组成部分，它包括对社会和组织的认识与分析。

职业生涯
规划步骤

首先，认识与分析社会这个大环境。宏观层面，要了解社会政治及发展趋势，经济体制及经济发展水平，就业政策与制度，法治化水平等；中观层面，要了解经济结构状况，经济改革的方向，新兴产业与业态；微观层面，了解社会发展趋势对自己感兴趣的职业的影响。

其次，分析与评估自己所选组织的外部环境，比如发展前景，在本行业中所处的地位，本行业的发展趋势等。

最后，分析与评估个人在本组织、行业中的人际关系，包括所处的环境、社会地位、社会关系等。对环境进行评估既要自己利用各种资源开展，也要倾听他人的意见与建议。

### （三）职业生涯目标的确定

一个人职业生涯的发展很大程度上取决于是否设定了适当的发展目标，因此，确定职业生涯发展的目标应该是职业生涯规划的核心。在对自我与环境进行分析、评估的基础上，我们选择一个能发挥自己优势，避开自己的短板与不足，能契合自己兴趣、爱好与职业动机，并能在较有利的环境中发展的职业发展目标。职业生涯发展目标应该是一个目标体系。在这一目标体系中，我们应该有一个核心目标，在进行职业生涯规划时，要确定核心目标，然后围绕核心目标构建目标体系。目标体系能将核心目标细化、具体化、阶段化，让职业生涯发展目标具备可操作性。

### （四）制订具体行动方案

职业生涯目标确定以后，能否达成关键看行动。职业生涯规划需要目标落实的行动计划，并按照计划开始行动。对于大学生而言，在确定了职业生涯目标后，就要制订主要包括知识、能力、心理素质、身体素质等方面的培养、提升计划与目标，并按计划与目标实施。

### （五）评估与反馈

职业生涯规划具有动态性、连续性、循环性和反复性等特点。实施职业生涯规划实际上是对其可行性的实践检验。实施的效果不仅是判断职业生涯规划各个环节适当与否的依据，也是诊断出问题环节的依据。因此，为了确保职业生涯规划行之有效，就要不断地对实施效果进行评估与反馈，及时对出问题的环节进行调整与完善。事实上，职业生涯发展就是在规划—实施—评估反馈—调整完善—再评估反馈—再调整完善……这样的往复循环中实现的。

（陈素艳）

---

**思考题**

1. 根据以下描述，小李应该选择哪条职业发展路线？

小李是一所普通医学院的专科毕业生，家庭经济困难，学的是护理专业，学习成绩优秀，在学校担任过学生会主席、青年志愿者协会会长，毕业实习被评为优秀，实习医院的带教老师都很欣赏她。未来的职业目标是成为一名老年护理专家。

她就要毕业了，烦恼也来了，她有两条路可选：一条是提升学历——专升本后考老年护理专业研究生；另一条是回到自己家所在的城市，市中心医院同意聘任她，并让她去老年医学科从事老年护理相关工作。面对两条道路，小李犹豫着，难以抉择。继续读书，将来研究生毕业后可以到更好的医院就业，无论平台和收入都会比较高，但近几年都没有收入还需要家里支持；回家乡，可以从事自己中意的老年护理相关工作，近期就会有工资收入，可以缓解家庭经济困难的问题，但专科的学历要想成为专家可能需要更长的时间。

小李为选择而烦恼、痛苦，请利用学过的职业生涯规划"五步法"帮助小李做出选择。

2. 结合职业生涯发展阶段理论，运用职业生涯规划方法，明确自己所处的职业生涯发展阶段，确定自己在本阶段的发展任务。

练习题

教学课件　　　思维导图

## 学习目标

1. 掌握认识自我的方法。
2. 熟悉关于认识自我的理论。
3. 了解认识自我在大学生职业生涯规划中的意义。
4. 学会探索价值观、兴趣、性格、能力的相关方法。
5. 具有将个人职业目标与国家和民族的发展紧密结合的信心和决心。

## 案例导入

2020 年，84 岁的钟南山被授予"共和国勋章"，以表彰他在抗击新型冠状病毒感染疫情进程中做出的杰出贡献。

他出生于医生之家。"我读小学时身体比较弱，听说通过锻炼可以使身体更强壮，所以就喜欢上了踢球、跑步。"1955 年，读高三的钟南山在广东省的田径运动会上，打破了 400m 项目当时的省级纪录，在之后的全国田径比赛中获得第三名。

也是在这一年，钟南山在报考大学时决定学医。"跟爸爸讨论了半天，他说学医的话，不单是自己身体要好，而且要帮别人身体也健康，我于是决定读医学。"钟南山考入北京医学院（现北京大学医学部），走上了从医的道路。"我非常佩服运动员的拼搏精神，其实我们搞医疗也一样，不到最后，不能放弃。"钟南山说。

**请问：**
钟南山的职业价值观是什么？

## 第一节　探索价值观

每个人皆生活于社会大环境之中，个体与个体、个体与环境之间存在着持续发展变化的联系。"知人者智，自知者明。"真正聪慧之人，既要擅长认识他人，更须正确认识自我。正确认识自我，能让大学生对自身价值观、性格、兴趣、能力加以认识和管理，对自身才能的发挥具有积极意义。

有些大学生认为，价值观和自己想要从事的职业没有关系，这个观点是错误的。个人动机受到价值观的支配，只有经过价值判断并被认可的价值观，才能转换为具体的动机，进而通过这些动机引导我们的行为。在许多场合，需要人们在一些选项中做出选择，而左右人们选择的，往往是人们的职业价值观，而人们有时对自己的价值观并不是很清楚。

## 一、价值观与职业价值观

### （一）价值观

价值观是人对客观事物的需求表现出来的评价，是指人们在认识各种具体事物价值的基础上形成的对事物价值的总的看法和根本观点。换言之，价值观是我们在生活和工作中所看重的原则、标准和品质，是一个人对周围的客观事物（包括人、事、物）的意义、重要性的总评价和总看法。这种对事物的看法和评价在心目中的主次、轻重的排列次序是价值观体系。价值观和价值观体系是决定人的行为的心理基础。

价值观一方面表现为价值取向、价值追求，凝结为一定的价值目标；另一方面表现为价值尺度和准则，成为人们判断事物有无价值及价值大小的评价标准。个人的价值观一旦确立，便具有相对稳定性。就社会和群体而言，由于人员更替和环境的变化，社会或群体的价值观念又是不断变化着的。有一部分价值观是由遗传得来的，其他部分是受环境影响后天形成的。影响因素主要包括民族文化、父母行为、教师教导、朋友影响和社会环境等。价值观一旦形成，相对持久且稳定，并会在人的行为中表现出来，推动人做出与价值观相符的行为，甚至突出表现为一定的行为模式。传统价值观念会不断地受到新价值观的挑战，甚至被新的价值观念所取代。

### （二）职业价值观

若问什么是"好"工作，通常是仁智各见。有人看重高薪，有人追求稳定，有人乐于竞争，有人安于清闲……在选择职业时，我们会考虑多种因素，没有哪个工作能够满足所有的条件，要看我们最看重的是什么。如范仲淹"先天下之忧而忧，后天下之乐而乐"、孟子"自反而缩，虽千万人，吾往矣"、周恩来"为中华之崛起而读书"等。这些观点可能会影响我们的选择，这就是职业价值观。换言之，每一位求职者由于其受教育程度不同和所处的环境差异，其职业目标和要求也不相同。

职业测评1

职业价值观也称为职业意向，是个人希望从事某项职业的态度倾向，也就是个人对某一项职业的希望、愿望和向往，是个人对某一职业的价值判断。职业价值观是人生目标和人生态度在职业选择方面的具体表现。每种职业都有各自的特性，由于每个人的身心条件、年龄阅历、教育状况、家庭影响、兴趣爱好等方面的不同，人们对各种职业的评价也不同。

"人各有志"的"志"表现在职业选择上就是职业价值观，它是一种具有明确的目的性、自觉性和坚定性的职业选择的态度和行为，对一个人职业目标和择业动机起着决定性作用。

哪个职业好？哪个岗位适合自己？从事某一项具体工作的目的是什么？这些问题都是职业价值观的具体表现。例如，选择职业是为了追求工作舒适轻松，还是期望高标准的工资待遇；是渴望在事业上有所成就，还是向往安稳太平。而最终影响人们做出决定的，便是人们的职业价值观。

由于社会分工的发展和生产力水平的不同，各种职业在劳动性质和内容上、在劳动难度和强度上、在工作条件和待遇上、在所有制形式和稳定性等诸多方面，都存在着差别。再者，由于传统思想观念的影响，不同职业在人们心中的声望与地位有所差异，而这些评价共同塑造了人的职业价值观，进而影响着人们对就业方向以及具体职业岗位的抉择。

职业价值观的特点包括以下四个方面：

**1. 因人而异**　每个人的先天条件和后天经历不同，职业价值观的形成也会受到不同的影响，因此，每个人都有自己的价值观和价值体系。

**2. 相对稳定**　价值观是人们思想认识的深层基础，它形成了人们的世界观和人生观。它是在环境和教育的影响下，随着人们认知能力的发展而逐步培养起来的。人的价值观一旦形成，便会相对稳定。但当自身状况和外界环境发生较大变化时，职业价值观会随之而变。

**3. 阶段性**　根据马斯洛提出的需求层次理论，当人低层次的需要得到满足以后，他就会产生更高层次的需求。从职业人生来看，大多数人的职业价值观具有阶段性，特别是随着某一阶段的自身需求满足后，新的职业价值观就会随之产生并确定下来。

**4. 不唯一性**　一个人的职业价值观并不是独一无二的。在选择职业时，会有几个动机来影响他的选择。当人们常常为自己的选择感到痛苦时，那是因为他们个人的职业价值观并不独特，很难在某一职业中得到所有的满足，从而患得患失。

根据不同的划分标准，人们对职业价值观的种类划分也不同。我国学者阚雅玲将职业价值观分为以下 12 类：

**1. 收入与财富**　薪酬是选择工作的一个重要因素，它能清楚、有效地改变就业者的财务状况。工作的目的或动机主要源于对收入与财富的追逐，其旨在提升生活质量，彰显自己的地位。

**2. 兴趣特长**　以自己的兴趣和特长作为选择职业最重要的因素，能够扬长避短、趋利避害、择我所爱、爱我所选，可以从工作中得到乐趣和成就感。在很多时候，我们要学会拒绝做自己不喜欢、不擅长的工作。

**3. 权力地位**　有较高的权力需要，希望能够影响他人，使他人照着自己的意思去行动；认为有较高的权力地位会受到他人尊重，从中可以得到较大的成就感和满足感。

**4. 自由独立**　在工作中能有弹性，不想受太多的约束，可以充分掌握自己的时间和行动，自由度高，不想与太多人发生工作关系，既不想制人也不想受制于人。

**5. 自我成长**　工作可以提供培训和锻炼的机会，使自己的经验在一定的时间内得到丰富和提高。

**6. 自我实现**　工作能够提供平台和机会，使自己的专业和能力得以全面运用和展示，实现自身价值。

**7. 人际关系**　将工作单位的人际关系看得非常重要，渴望能够在一个和谐、友好甚至被关爱的环境工作。

**8. 身心健康**　工作能够免于危险、过度劳累、免于焦虑、紧张和恐惧，使自己的身心健康不受影响。

**9. 环境舒适**　工作环境舒适宜人。

**10. 工作稳定**　工作相对稳定，不必担心经常出现裁员和辞退现象，免于经常奔波找工作。

**11. 社会需要**　能够根据组织和社会的需求响应某一号召，为集体和社会做贡献。

**12. 追求新意**　希望工作的内容经常变换，使工作和生活显得丰富多彩，不单调枯燥。

职业价值观是在人们实际的生活工作经历以及他人的反馈基础上形成的。它在职业生涯中至关重要，决定着人们的职业期望，对职业方向和职业目标的选择产生影响，同时也决定着人们就业后的工作态度和绩效水平，进而决定了人们的职业发展状况。

### （三）职业锚

锚，是使船停泊定位用的铁制器具。职业锚是人们选择和发展自己的职业时所围绕的中心。随着经济的不断发展，职业类型、工作机会越来越多，人们在做出职业选择的时候很容易受到价值观的影响。人们在从事一份工作的时候，往往希望这份工作能够满足所有价值观。但随着时间的推移，人们慢慢会发现，只有一些价值是真正关心的。换句话说，当一个人不得不做出选择的时候，无论如何都不会放弃的那种至关重要的东西，是人们内心深层次价值观、能力和动力的整合体，体现了真实的自我，这就是职业锚。职业锚是个人同工作环境互动作用的产物。

由于一个人的职业锚处于动态变化过程中，是不断探索所产生的动态结果，所以要对职业锚进行预测极为困难。倘若缺乏对自身职业锚的清醒认识，在外界因素的诱惑下，人们很可能会做出错误的职业选择。大学生要找到自己的职业锚可以尝试回答以下 3 个问题：

自省的动机和需要——我到底想干什么？

自省的才干和能力——我到底能干什么？

自省的态度和价值观——我到底为什么干？

当前最权威的职业锚理论将职业锚划分为8种：技术/职能型职业锚、管理型职业锚、自主/独立型职业锚、安全/稳定型职业锚、创业型职业锚、服务型职业锚、挑战型职业锚、生活型职业锚。

**1. 技术/职能型**（technical and functional competence）　技术/职能型的人，追求在技术/职能领域的成长和技能的不断提高，以及应用这种技术/职能的机会。他们对自己的认可来自其专业水平，他们喜欢面对来自专业领域的挑战。他们一般不喜欢从事一般的管理工作，因为这将意味着他们放弃在技术/职能领域的成就。

**2. 管理型**（general managerial competence）　管理型的人追求工作晋升，倾心于全面管理。他们能够独自负责一个部分，并且可以跨部门整合其他资源。这类人渴望承担部门责任，将公司的成功与否视为自己的工作成效。在他们看来，具体的技术/职能工作是帮助其通向更高、更全面管理层的必经之路。

**3. 自主/独立型**（autonomy and independence）　自主/独立型的人希望随心所欲安排自己的工作方式、工作习惯和生活方式。追求能施展个人能力的工作环境，最大限度地摆脱组织的限制和制约。他们宁愿放弃提升或工作扩展机会，也不愿意放弃自由与独立。

**4. 安全/稳定型**（security and stability）　安全/稳定型的人在工作中追求安全与稳定感。他们因能够预测将来的成功而感到放松。这类人十分关心财务安全，比如退休金和退休计划等。稳定感涵盖诚信、忠诚以及完成老板交代的工作等方面。尽管他们有时能够晋升到较高的职位，但他们并不在意具体的职位和工作内容。

**5. 创业型**（entrepreneurial creativity）　创业型的人期望运用自己的能力去创建属于自己的公司或者打造完全属于自己的产品（或服务）。他们愿意承担风险，并克服创业过程中所面临的障碍。他们现在或许在别人的公司工作，但工作的同时也在学习并评估未来创业的机会。一旦他们觉得时机成熟，便会毅然走出去开创自己的事业。

**6. 服务型**（service dedication to a cause）　服务型的人一直致力于追求他们所认可的核心价值。他们始终在追寻这样的机会，这就意味着即便变换公司，他们也不会接受那些不允许他们实现这种价值的工作变动或职位提升。

**7. 挑战型**（pure challenge）　挑战型的人喜欢解决看上去无法解决的问题，战胜强硬的对手，克服无法克服的困难障碍等。对于他们来说，参与工作或从事某种职业的原因在于工作能够让他们去战胜各种不可能。新奇、变化和困难是他们的终极追求目标。倘若事情极为容易，那么很快就会让他们感到厌烦。

**8. 生活型**（lifestyle）　生活型的人喜爱那种允许他们平衡并结合个人需要、家庭需要和职业需要的工作环境。他们期望将生活的各个主要方面整合为一个整体。正因如此，他们需要一个能够提供足够弹性以实现这一目标的职业环境。甚至可以牺牲他们职业的某些方面，例如因晋升带来的职业转换。他们对成功的定义比职业成功更为广泛。他们认为自己在如何生活、在哪里居住、如何处理家庭事务以及在组织中的发展道路等方面都是非常重要的。

职业规划是一个持续不断的探索过程，每个人都在根据自己的天资、能力、动机、需要、态度和价值观等，逐渐形成较为清晰的与职业有关的自我概念。随着自我概念的不断清晰，一个人就会越来越明显地形成一个占主要地位的职业锚。

## 二、职业价值观探索

大学生在职业选择上确实重视所选职业与所学专业是否对口，同时也希望个人的兴趣爱好得到发挥。

### (一) 职业价值观澄清

对自己的职业价值观有清楚认识的人在做职业生涯决策时困难较少。大学生在澄清自己的价值观时可以分为3个阶段。

第一阶段，选择一个职业价值观。它包括自由地选择一个职业价值观，不考虑来自他人的压力，然后思考每一个选择带来的后果。

第二阶段，珍视你的职业价值观。它包括珍爱和喜欢你的职业价值观，愿意在合适的时候向他人公开自己的选择。

第三阶段，依照你的职业价值观行动。它包括做出一些与你的选择相关的行为（如投票），不断以一种与你的职业价值观选择相一致的模式行动。

### (二) 处理好价值观与职业的关系

确定职业价值观应处理好价值观与职业的几个关系。

**1. 职业价值观与金钱的关系** 金钱是在确定职业价值观时首先需要面对的问题。部分大学毕业生因家庭经济条件欠佳，在求职过程中把金钱作为最重要的价值观标准。然而，他们目前所拥有的知识、能力、经验和阅历尚不足以使其一踏入社会就获得丰厚的金钱回报。面对严峻的就业形势，大学生应该降低对金钱的期望值，把目光放得长远一些，尽可能地将自我成长和自我实现作为毕业求职时的首选价值观。

**2. 职业价值观与个人兴趣和特长的关系** 职业价值观、个人兴趣以及特长是人们在进行择业时需要着重考虑的三个最为重要的因素。在确定价值观的时候，务必考量其是否与自己的兴趣和特长相契合。倘若从事自己不喜欢的工作，大多数人往往难以取得成功；选择自己喜爱的工作，能够充分调动人的潜能，进而获得职业发展的原动力。

**3. 职业价值观的排序与取舍的问题** 职业价值观的特性决定人们不会只有唯一的职业价值观，人性的本能也会驱使人们希望什么都能得到。但是，人们不可能什么都得到，这就要求我们必须有所取舍。在职业选择中，大学生要对自己的职业价值观进行排序，找出自己认为最重要、次重要的方面，进行正确的选择，使自己的才能最大限度地发挥出来，获得最大程度的成功。

**4. 职业价值观中个人与社会的关系** 人的社会属性决定了每个人都不能离开社会而独立存在，个人只有在工作中为社会做出贡献才能实现自己的职业价值。例如，若让一个富有科学创造力却不善言辞的学者去从事普通的教师工作，很可能会使国家、社会损失一位重要的人才，而社会则多了一个不那么出色的老师。所以，我们反对那种仅仅为个人考虑而毫不顾及国家和社会需要的职业价值观。

**5. 正确看待名利** 每个人都有对名利的渴望，这本无可厚非。渴望是一个人进取的动力，但是渴望如果超出了人的能力和智慧，就有可能使人自我毁灭。我们要以合理、合法、公正、公平的方式追名逐利，该知足时则知足，该进取时则进取。

在明确个人价值观之后，还要与社会主流价值观相比较，主动调整个人价值观，使之与主流价值观一致，避免不良或者偏激的价值取向，从而使职业选择的价值评价体系更加合理和科学。

### (三) 树立多元的成功观

人人都向往成功。在不同的价值观支配下，成功多种多样，不必拘泥于一种价值观标准下的成功。如果一个人缺少对社会的理解，缺少对自己清晰的定位，缺少面对挑战的信心和决心，缺少与社会相融的能力，缺少接受失败和挫折的良好心理准备，那么这个人就难以成功。有人说，有两种人的成功是必然的：一种是经历过生活考验和成功与失败的反复交替，最后终成大器；一种是没有经过生活的大起大落，但在技术方面达到了顶尖地步，比如学化学的人最后成为著名化学家。

要做成一件事，首先是在头脑中想到，然后有一个可行的计划，再就是一步步地把目标实现。换一个说法就是，成功先是在想象中，然后在计划中，最后在结果中。对自己的价值观有了一定的反思与感受，人就可以在决策时更有自由度，就可以对自己"准备成为什么"更有自觉性。但是，要能够想象到未来，头脑中需要有足够多的想象素材。人永远说不出自己根本想不到的事，而且人永远无法想出完全没有素材累积的事。从价值观要往前再推进一步，变成愿景，就是让头脑积累越来越多的"未来"。具体的做法是在自己感兴趣的、专业的、擅长的领域里，去了解、感知具有未来取向的信息和人。

社会上的各种职业都有一定的价值，不同的职业体现着不同的价值内容。不同时期、不同社会环境，对职业的社会评价会有所不同。在经济、财富备受关注的时代，很多人辞职下海经商、办企业。当商场竞争激烈，风险重重，又有很多人回归到相对稳定的职业行列中来。每个人工作都是为了满足特定的需要，然而很难找到一份能够完全满足自身需要的工作。在这种情况下，如何进行取舍，价值观起着至关重要的作用。

## 第二节　探索兴趣

### 案例导入

小雯连续获得国家励志奖学金，被评为省级优秀学生。当回母校介绍学习经验时，她说自己在上中学时，并不被老师看好。她曾经灰心丧气，不知道自己努力的方向。但是，她的母亲多次教育她，没有充足的知识在当今社会是不可能做好工作的。她因此下定决心，努力学习，确定自己的人生目标是要做一名优秀的医务工作者。高考时，报考了医学院校，如愿以偿学习了自己梦寐以求的专业。她的最大兴趣是在医院从事护理工作。她说，看到医院的护理人员就从心底里产生一种羡慕，她对护理技术特别感兴趣，每天勤奋练习，终于在理论和实训中都取得了优异的成绩。

**请问：**

1. 小雯的职业兴趣是什么？
2. 如何看待小雯的兴趣？

人们常说，兴趣是最好的老师。作为大学生要了解自我、认识自我，就要了解自己的兴趣爱好，根据自己的兴趣爱好选择自己喜欢的职业。兴趣可以为一个人所从事的职业提供持久的动力，是影响一个人职业选择和发展的重要情感性倾向因素之一。大学生清楚地了解自己的兴趣所在，对于提高自我认识，进行职业生涯规划有着非常重要的意义。

## 一、兴趣概述

兴趣是个体以特定的事物、活动及人为对象，所产生的积极的和带有倾向性、选择性的态度和情绪。也可以说，兴趣是力求认识、掌握某种事物，并经常参与该种活动的心理倾向。

研究表明，兴趣可以激发潜能：如果一个人对某项工作感兴趣，往往能发挥他全部工作才能的80%~90%，且能够长时间保持高效率而不感到疲劳；而对工作没兴趣的人，只能发挥全部才能的20%~30%，并且容易感到精疲力竭。可以说，兴趣是职业成功的起点，一个人找到自己最感兴趣的工作，就等于踏上了通向成功的道路。兴趣会让人们充满激情，这正是孔子所言的"知之者不如好之者，好之者不如乐之者"。

兴趣有两种，一种是职业兴趣，即个体力求了解某种职业或进行某项职业活动的心理倾向，如有人喜欢研究医学，有人热衷于营销；另一种是非职业兴趣，即个体在日常生活中做某件事的倾向，如有人喜欢读书，有人喜欢运动。现实中我们发现很难将职业兴趣和非职业兴趣完全分开，他们之间也有着重要的联系。例如，娱乐休闲兴趣一般只是作为非职业兴趣，往往不会发展成为人们的职业兴趣，但是又或多或少地与职业生涯存在联系。我们更加需要关注的是职业兴趣。

职业兴趣个体差异十分明显的。一方面，现代社会职业越来越分化，活动的要求和规范越来越复杂，各种职业之间的差异也越来越明显，所以对个体的吸引力和要求也截然不同。另一方面，个体自身的生理、心理、教育、社会经济地位、环境背景不同，所倾向于的职业类型、从事的活动类型和方式，也是十分不同的。因此，职业兴趣反映了职业特点和个体特点之间的适配度，是人们职业选择的重要依据和指南。

职业兴趣是一个人积极探究某种职业或者从事某种职业活动时所表现出来的特殊个性倾向，它使人对某种职业给予优先的注意，并具有向往的情感。换言之，职业兴趣是按照自己的意愿，为了快乐，主动做自己想做的事。所以，职业兴趣是对某类职业或工作的积极态度。

在职业上，每个人都会有自己的偏好。职业兴趣对人的行为有强大的驱动作用。然而，兴趣不是与生俱来的，要以一定的素质为前提，在生活、学习、工作过程中逐渐发生和发展起来。如果一个人缺乏某种职业知识，或者对这种职业的相关情况一无所知，很难对这种职业产生兴趣。只有广泛了解职业知识，积极参加有关职业活动，才能发现自己的职业兴趣。有的人是"爱一行，干一行"，有的人是"干一行，爱一行"。

## 二、职业兴趣的探索

兴趣能够调动一个人的全部精力，使其全神贯注地投入其中，克服重重困难，高效率地开展工作。一个人若对某项工作感兴趣，枯燥的工作也变得有趣。兴趣使工作不再是一种负担、劳累和折磨，而是一种乐在其中的享受。诺贝尔物理学奖获得者、华裔科学家丁肇中说："几乎所有创新都与研究者兴趣相关。因为对物理感兴趣，所以我可以两天两夜甚至三天三夜待在实验室里，不知疲倦地关注我要探

ER 3-4

职业测评 2

索的东西。"职业兴趣是人们获取工作满意度、职业稳定性以及职业成就的重要因素，同时也是对职业进行分类的关键基础，因而成为职业选择的重要考量因素。我们来探索兴趣的意义：兴趣引领着职业选择的方向，它能增强职业发展的动力，也提高了职业满意度的程度。

### （一）了解职业兴趣与职业的关系

兴趣对职业有着重要的影响，是事业成功的重要因素，是个人成功的推动力。不同的人有不同的职业兴趣，一个人一旦选择了自己感兴趣的职业，能够从事与自己的职业兴趣相符的职业，就会以愉悦的心情全身投入，不懈追求，在活动中发挥自己的潜能，想尽办法，锲而不舍，甚至达到忘我的境界，富有创造力，并能够从工作中获得更多的愉悦感、价值感和满足感。

如何获知一个人的职业兴趣所在呢？一般而言，通过回忆自己的生活经历、学习过程，可以对自己喜欢什么，对什么感兴趣有一个大致的了解。不过，随着现代社会的不断发展，人们会受到社会期许的影响，慢慢以为社会期许就是自己的职业目标。

工作信息对人们的职业选择产生的影响：其一，人们生活的地方若有某一类型的企业，就可能会自动被吸引；其二，家里有人从事某项工作，于是家中每个人都可能去从事这项工作；其三，个别同学转行，不再从事所学专业的工作，其他同学受其影响，也有可能朝着同学转行的方向发展。

虽然每个人的工作内容不完全相同，但是人们倾向于受到外界的影响，而不是聆听自己内心的声音。结果，有时可能会将社会、父母希望自己做的事，自然而然地当作自己喜欢的工作，成为自己的兴趣所在。

职业兴趣是人们职业选择的重要依据和参考，它反映了职业特点和个体特点之间的匹配关系，

理想的职业发展应该是"恰当的人从事恰当的工作"。个人的职业定位和职业选择要充分考虑是否与个人的职业兴趣相符，二者最佳的匹配可以为职业的发展提供动力的源泉。

### （二）职业兴趣的培养

大学生进入社会，对于每个行业、每个职业都是陌生的。有的学生面对陌生的职业无所适从，但是职业兴趣是可以培养的。大学生培养自己的职业兴趣应该从培养专业兴趣开始。许多同学入校后，对自己所选的专业不感兴趣，主要是因为对专业不够了解。所以，大学生应该尽量了解自己的专业，找到兴趣点，培养自己的兴趣，职业兴趣一旦养成，就具有一定的稳定性。大学生要根据自己的实际需要，通过多种途径不断调整改变、发展和培养。这样才能在专业学习上获得动力，取得成功。

同学们在培养职业兴趣时可以从以下几方面努力：

**1. 培养广泛的兴趣**　一个人兴趣广泛，眼界就会宽广开阔。解决问题时也能够从多方面得到启发，找到灵感。比如一个护理专业的同学，业余时间也可以唱歌、跳舞、绘画、练习书法，这样可以充实自己的精神生活。

**2. 确定自己的中心兴趣**　人可以兴趣广泛，但是人生短暂，要有自己的集中爱好，学有所长才能学有所成，获得深邃的知识和能力。

**3. 客观评价自己的职业能力确定职业兴趣**　对某项职业有浓厚的兴趣是成功的前提，但事业要取得成功也必须具备该职业所要求的能力，因此，大学生在培养职业兴趣的同时客观评价自己的能力是否适合某种职业，不能好高骛远。

大学生要珍惜自己所学的专业，尽量在专业上产生和培养兴趣，避免浪费时光，走人生的弯路。

## 第三节　探索性格

**案例导入**

小林作为某高等职业院校护理专业的学生，护理是她高考的第一志愿第一专业。经过一个学期的学习，她的专业课成绩越来越好，然而她却面临一个困惑，即在阅读一些疑难病例时过于感性。她深知医学生应当理性看待各种疾病，并在学习过程中不断克服这一问题。最终，在毕业时，小林找到了令自己满意的护理工作。这一经历体现了小林对护理专业的热爱与执着，以及她在面对问题时积极寻求解决办法的态度。同时，也提醒我们在追求自己的职业理想时，要勇于面对困难，不断提升自己，以实现自己的人生价值。

性格是可以通过后天的修养改变的。我们若要认识自我,就必须了解自己的性格特征。仔细分析哪些性格特点可以进一步发展,哪些性格特点应当加以控制和改变。如此,才能为我们的人生和职业规划做好保障。

# 一、性格概述

## (一)性格的定义

性格也称为人格特质,是人对现实的态度和行为方式中较稳定的个性心理特征。性格是个性的核心部分,最能表现个别差异。

性格不是先天赋予的,而是在先天素质的基础上通过家庭、教育和社会环境的影响,以及人的自身活动逐渐形成的。性格在形成过程中受到生理、遗传、家庭教育、文化背景、社会环境、学习经验等因素的影响,形成了独特性、相对性、稳定性和一致性的特征,从而形成相对稳定的不同于其他人的独特的行为方式。例如,一个人在各种场合都会表现出活泼热情、注重细节、善解人意、随遇而安等,那么这种对人对事稳定的态度和行为方式就是性格。谈及某个同学时,我们经常会听到:"她性格特别好!""我很喜欢他的性格!"不过,当仔细问及"好性格"的标准时,不同的人的回答是大相径庭的。有的同学说:"他很爽快,做事不拖泥带水,遇事果断。"有的人答:"她性格很温柔。"有的人说:"他为人宽厚,乐于助人。"有的人则说:"她善解人意,有不开心的事情,和她谈一谈,聊过之后心里感觉好多了。"等等。有很多人,多年以后也许我们已经记不住他们的音容笑貌,但我们会记得他是个什么样的人。性格是一个人最重要、最显著的特征,使一个人区别于另一个人。人的一生被某种性格类型支配,从而形成相对稳定的不同于其他人的自己独特的行为方式。

## (二)性格的特征

**1. 性格的态度特征** 是一个人处理社会各方面关系时所展现出的性格特点,具体表现为他对社会、集体、工作、劳动、他人以及自己的态度。例如,诚实或虚伪、谦逊或骄傲等;又如热爱祖国、热爱集体、认真负责、一丝不苟、谦虚谨慎、乐于助人、善待自己等。

**2. 性格的意志特征** 是一个人对自己的行为自觉地进行调节的特征。如有远大理想、行动有计划、有团队精神、有耐心、有毅力;勇敢或怯懦、果断或优柔寡断等。

**3. 性格的情绪特征** 是一个人的情绪对自身活动的影响,以及他对自己情绪的控制能力。如热情或冷漠、开朗或忧郁等。

**4. 性格的理智特征** 是一个人在认知活动中所表现出来的特征。如独立或依赖、现实感强或爱幻想、深思熟虑或人云亦云、思维敏捷、深刻、逻辑性强或思维迟缓、浅薄、没有逻辑性等。

## (三)职业性格

职业性格是指一个人对职业的稳定态度和在职业活动中习惯化了的行为方式所表现出来的个性心理特征。职业性格对个人职业生涯规划有着重要的意义。

研究表明,不同的职业有不同的性格要求。气质是我们的先天特质,而性格则是我们在社会环境下,以气质为基础,逐渐形成的特征。虽然每个人的性格不能百分之百地符合某项职业,但是却可以根据自己的职业倾向来培养、发展相应的职业性格。

性格对职业的选择以及成功有着重大的影响,性格与职业倾向测试可以帮助我们选择符合自己性格的职业。

## 二、性格与职业倾向测试

### （一）了解性格与气质的关系

气质学说源于古希腊医生希波克拉底。他认为有的人热情，活泼好动，是因为血液过多，被称为多血质；有的人容易激动，发怒，不可抑制，是因为黄胆汁分泌过多，这种人被称为胆汁质；有的人沉稳、冷静，是因为黏液过多，被称为黏液质；有的人抑郁、敏感，是因为黑胆汁过多，被称为抑郁质。希波克拉底的气质体液说，把人的气质分为这4种类型，比较贴合实际的，一直沿用至今。

**1. 性格反映着一个人的气质**　一般来说，内向的人往往总体表现出黏液质或抑郁质气质，而外向的人往往表现出多血质或胆汁质的气质。

**2. 不同气质类型的人在形成性格时是具有倾向性的**　如多血质容易形成热情好客、机智开朗的性格特征，而黏液质则比较困难。

**3. 性格更多地体现了人格的社会属性**　气质更多地体现了人格的生物属性。

**4. 性格受社会历史文化的影响**　性格有明显的社会道德评价的意义，直接反映了一个人的道德风貌。而气质没有好坏之分，不决定一个人成就的高低，任何一类气质的人，都可能成为优秀的人，也可能成为碌碌无为的人。

### （二）了解性格和职业选择的关系

人的性格类型和职业之间存在着一定的关联。一方面，不同的性格类型适应不同的职业要求。另一方面，性格是在一定的社会历史条件下，在长期的实践中形成的。性格影响一个人的职业适应性，选择职业时要考虑自身性格与职业是否匹配。选择适合自己的工作，能够较快地适应工作环境，提高工作效率，增进个体对工作的满意度和认同感。职业也会影响一个人的性格，使得从业者的性格更加适合职业的要求。所以，在职业生活中，个人要主动塑造与职业相适应的性格特征，更好地适应职业环境。但是，性格与职业之间并不存在严格的对应关系。不同性格类型的人在同一职业领域中各具特色，同一性格的人在不同的职业领域中也会各显魅力。

一个人的职业生涯中，可能会从事多种不同的职业，扮演不同的角色。所以，大学生做职业选择时，应该花些时间思考，自己是什么样的人、什么样的性格、适合做什么样的工作，了解自己的性格是人生中重要的一课。

性格是真实的自我展现。当性格与职业相匹配时，在工作中便会投入更多的精力，工作效率也会随之提高，并且这种工作关系也会更加持久稳定。

如果性格与职业不匹配，我们应该如何处理呢？

首先，要接纳自己。例如，内向型的人如果从事医护行业，那么在与患者或者患者家属进行交流的工作中，可能会经历较为艰难的过程。内向型的人"充电"的方式是通过对内思考，他们需要安静的氛围，所以静静地独处便是内向型人"充电"的途径。

其次，我们可以通过其他角色平衡职业生涯。需要明确的是，即便性格与职业相匹配，也不存在任何一份职业能够与性格完全契合。因此，我们必须学会借助其他角色来进行调整。

再次，我们要学会适应。学习性格的目的并非改变他人性格以适应我们，而是完善自身人格以更好地适应环境。在职场中，我们需明确岗位对员工的具体要求与期待，通过持续提升自身能力，不断完善人格，进而适应职场需求。

最后，性格没有好坏之分。大学阶段，我们还有选择权，明确自己的性格特点，可以在职业生涯规划中扬长避短，或者努力地补短，为职业生涯做好充分的准备。

### （三）性格测评的方法

性格测评有助于了解自己的行为方式，为职业决策和行动提供可靠依据。现在流行的性格测评工具和方法主要有以下几种：

**1. 艾克森情绪稳定性测评**　可被用于诊断是否存在自卑、焦虑、强迫性、依赖性、疑心观念和负罪感等情况。

**2. 卡特尔人格测试**　可用于诊断受测者的适应性、外向性、情绪性和果断性；同时还可以预测受测者的心理健康水平、专业成就的可能性、创造潜力、对新环境的适应能力。

**3. 大五人格模型测试**　认为人格是一个由五个维度特征组成的抽象结果，这五维特征分别是外倾性、随和性、情绪稳定性、责任意识和经验的开放性。

**4. 量表法**　在一个有定量单位和参照点的连续体上把事物的属性表现出来，这个连续体称为量表。性格测验经常采用的量表有荣氏十六型性格量表。

**5. 投射法**　是让被测试者通过一定的媒介，建立起自己的想象世界，在无拘束的情景中，显露出其性格特征的一种测试方法。测试中的媒介没有明确的意义，可以是一些没有规则的线条；可以是一些意义不确定的图片；可以是一些有头没尾的句子；可以是一个故事的开头，让被测试者来编故事的结尾等。当被测试者做出反应时，一定要凭自己的想象力加以填补，使之有意义。在这个过程中，恰好投射出被测试者的思想、情感和经验。心中的意象常常投射到其语言和行动中。我们可以通过语言所表现的事物来看到自我内心或者他人内心的形象。

## 第四节　探索能力

**案例导入**

小婉是某医学院校助产专业的毕业生，工作后，通过自学和参加各类培训，不仅成为一名优秀的助产士，还经常到基层为群众宣讲，深入社区参加各种志愿活动，成为当地妇孺皆知的群众贴心人。她利用业余时间不断总结自己学习经历，写下各种志愿活动的经过和自己的心得、收获。为了更好地记录自己的成长，影响更多的人，她申请了微信公众号，每天更新自己的公众号内容，推送一些医学科普知识、自己的所见所闻所想等。为了使公众号中的内容更有吸引力，她把自己的微信文章发送给大学时期的语文老师，请她给自己提出修改意见和努力方向。现在，小婉的公众号被很多人关注，也收到了良好的社会效益。

**请问：**

1. 小婉为什么会成功？

2. 这则事例的启示有哪些？

## 一、能力概述

能力是当前用人单位对求职者最为关注的问题之一，同时也是大学生求职时最需加以证明的方面。在职场之中，能力被视作自身的重要资产与本钱。它在很大程度上决定着一个人是否能够胜任特定的工作。

### （一）能力的概念

能力是指劳动者完成某项活动所具备的技能，是直接影响活动效率，并使活动顺利完成的个性心理特征。在职业生涯规划中，能力是事业成功的必要条件。能力总是和人完成一定的活动相联系在一起的。离开了具体活动，能力就变成了一句空话。

从不同的角度，可对能力进行不同的分类。

**1. 按倾向性划分**　能力可根据倾向性进行分类，这是一种普遍使用的划分方式。可分为一般能力和特殊能力。

一般能力即平常所说的智力，指在不同种类的活动中表现出来的基本能力，它是有效掌握知识和顺利完成活动所必需的心理条件，能保证人们有效地认识世界，包括注意力、观察力、记忆力、思维能力和想象力等，其中，思维能力起着核心作用，支配着智力的诸多因素，并制约着能力发展的水平。

特殊能力又称为专门能力，也可称为一个人的特长，是指从事某种专业活动或某种特殊领域活动所表现出来的能力，如数学能力、计算能力、音乐能力、动作协调能力、语言表达能力、写作能力、空间判断能力等。各种特殊能力都有自己的独特结构，如音乐能力就是由4种基本要素构成：音乐的感知能力、音乐的记忆和想象能力、音乐的情感能力、音乐的动作能力。这些要素的不同结合，都可以构成不同音乐家的独特音乐能力。

一般能力和特殊能力的有机结合、相互作用更能有效地完成某种活动。一般能力发展得越好，就越能为特殊能力的发展创造有利的条件；而特殊能力的发展也促进了一般能力的发展，如观察力属于一般能力，但在画家身上，由于绘画能力的特殊发展，对事物一般的观察力也相应增强起来。

**2. 按获得方式划分**　能力按照其获得的方式（先天具有与后天培养），可以分为能力倾向和技能两大类。

能力倾向是指上天赋予每个人的特殊才能，如音乐、运动能力等。它是与生俱来的，不过也有可能因未被开发而荒废，因此这是一种潜能。例如，在人群中，虽然不是每个人都能像世界跳水冠军一样擅长跳水，但一定有一些人同样具备像世界跳水冠军那么好的悟性和身体的协调能力，只是他们从来没有机会去发展这方面的潜在能力。由此可见，遗传、环境和文化都会影响到天赋的发展。

技能是指人在一定的知识、经验基础上学习和训练形成的能顺利实施某种活动的行为方式。技能是经过后天学习和练习培养而形成的能力。如阅读能力、人际交往能力、表达能力等。一个人自出生起，从最初什么都不会的婴儿，逐渐成长为能够生活自理，具备看、听、说、行走、阅读、写字等能力的普通成年人。

**3. 按所涉及的领域划分**　能力按照所涉及的领域分为认知能力、操作能力和社交能力。认知能力是获取知识的能力，包括观察力、思维力等，是完成各种活动所必备的最基本、最主要的条件；操作能力是支配肢体完成某种活动的能力，如体育运动、手工操作能力，它是在操作技能的基础上发展起来的，是顺利掌握新操作技能的重要条件；社交能力是从事社会交往的能力，如言语表达和感染力、组织管理能力等，这种能力对组织团体、促进人际交往和信息沟通有重要作用。

**4. 按照创造程度划分**　能力按照创造程度分为模仿能力、再造能力和创造能力。模仿能力是仿效他人行为的能力；再造能力是按照现成的模式或程序掌握知识技能的能力；创造能力是不按照现成的模式或程序，独立掌握知识技能、发现新规律、创造新方法的能力。

每个人都具有一种或多种能力组成的能力系统，了解能力的分类，可以更客观、更系统地评价自己所具备的各种能力，从而能更准确地匹配职业。在实际生活和工作中，对个人行为起决定作用的往往不是个人实际能力的强弱，而是个人的自我效能感。自我效能感指的是个人对于自身能力以及运用该能力所能得到的结果所抱有的信心或把握程度。

### （二）技能的分类

能力与技能是不同的概念。对个人技能的认识建立在对技能分类的了解上。辛迪·梵（Sidney Fine）和理查德·鲍尔斯（Richard Bolles）将技能分3个类型：专业知识技能、可迁移技能和自我管理技能。

**1. 专业知识技能**　是那些需要通过教育或者培训才能获得的特别的知识或能力。专业知识技能除了通过正式的专业教育之外，还能通过课外培训、专业会议、讲座或研讨会、自学、就职单位上岗培训等途径学到。

**2. 可迁移技能** 也被称为通用技能，是个人能持续运用和最能够依靠的技能。其特征是可以从生活的方方面面，特别是工作之外得到发展，可以迁移应用于不同的工作之中。如预算管理、公共演讲、督导他人、公共评论写作、公共关系、应对最后期限的压力、与他人面谈、磋商仲裁等。

**3. 自我管理技能** 有人把这种技能看作是个性品质，而不是技能。因为它们被用来描述或说明人具有的某些特征。这些特征能够帮助个人更好地适应周围的环境，可以从非工作生活领域转换到工作领域。自我管理技能在工作中对取得成就和处理人际关系是不可缺少的，它是成功所需要的重要品质，是个人最有价值的资产。

### （三）大学生应具备的职业能力

随着经济社会的蓬勃发展，文化与科技迈入了快速发展的新时代。用人单位在选择人才的时候都会要求应聘者具备一定的技能。职业能力培养是时代的需要，也是个人发展的需要。

要想在职业生涯中取得成功，在学习期间就要从以下方面提高自身能力：

**1. 必备的专业知识技能** 大学期间是学习的黄金时期。大学中有知识渊博的教师、完善的管理体系以及藏书丰富的图书馆等众多资源。大学生务必高度重视专业知识的学习，以知识来武装自己的头脑。只有拥有扎实的专业知识，才能够为今后的职业发展奠定坚实的基础。

**2. 熟练的动手操作能力** 如今，大多数大学都非常注重实验设备的购置以及实验平台、实验教师队伍的建设。同学们应当充分利用这些有利条件，全程参与实习与见习活动。在带教老师的指导下，多进行动手操作，努力达到技艺精湛的水平。如此一来，当到工作岗位上任职后，不论遇到何种操作流程，都能做到心中有数，从而更好地为患者服务。

**3. 社会适应能力和交往能力** 每个人都要在社会上生存，没有人能离开社会独立存在。医疗工作需要团队合作，这就要求医护人员有更强的团队意识。大学生要学会与不同的人交往，尽早深入社会，参与社会实践，了解社会的生存法则和职业需求，锻炼自己适应社会的能力。

**4. 与时俱进的创新能力** 习近平总书记在党的二十大报告中指出，"科技是第一生产力、人才是第一资源、创新是第一动力。"党的二十大报告指出，要坚持创新在我国现代化建设全局中的核心地位。深刻领会、准确把握创新及其内涵要义，对于谋划高质量发展具有重要意义。党的二十大报告提出，加快实施创新驱动发展战略。加快实现高水平科技自立自强。近年来，我国科技事业发生历史性、整体性、格局性变化，成功进入创新国家行列。要坚定不移地走中国特色的自主创新道路，增强创新自信。

**5. 较强的组织管理能力** 一个团队必然需要一位组织管理能力强的领导。在职业生涯选择中，若想从事管理工作，自身没有管理能力便无法胜任；对于个人来说，倘若没有管理自我的能力，人生很可能一事无成。所以，大学生锻炼自己的管理能力刻不容缓。锻炼自身的组织管理能力，须从大学期间开始尝试，可从管理宿舍、班级、社团等活动中不断学习管理知识，提升管理能力。通过组织各项活动和组织学习来提高自己的组织能力，以便在将来踏入职场后，能够顺利地适应组织管理岗位的工作需求。

## 二、个人能力探索

### （一）了解能力与知识、技能、职业的关系

知识是历史经验的总结和概括。技能是通过练习而获得和巩固，完成活动的动作方式和动作系统。能力与知识、技能之间有着密不可分的联系。同时，还需要了解能力与职业能力之间的关系。

能力是掌握知识、技能的前提，没有某种能力就难以掌握相关的知识和技能。在掌握知识、技能的过程中，能力也会得到发展。

能力是成功地完成某种任务或胜任工作的必不可少的基本因素，任何一个职业岗位都有相应的岗位职责要求，一定的职业能力是胜任某种职业岗位的必要条件。

能力是职业选择的一个重要条件。人要胜任某一项工作，不仅要具备从事任何职业都需要的一般能力，还要具备所从事职业需要的特殊能力，掌握工作中所要运用的知识和技能。就个人角度而言，每个人都具有一个多种能力组成的能力系统，且在这个能力系统中，各方面能力的发展并不平衡，经常是某方面的能力占据优势，而另一些能力则不太突出。从职业的角度看，不同的职业对于能力的要求是不同的。例如，医生和护士需要有敏锐的观察力；教师要有较好的语言表达能力和记忆力；记者不仅需要有敏锐的观察力，还需要良好的分析思考能力。由此可见，职业与能力之间存在着显著的匹配关系。所以，个人在选择职业之前，首先要明确自己的能力倾向，准确定位自己的能力优势，确定职业领域，掌握自己从事的职业所需的技能，个人的职业发展才能顺利。只有当职业目标与自身优势能力相匹配时，才能更有效地发挥自己的才能，增加自己获得事业成功的可能性。

职业能力是人的发展和创造的基础。个体的职业能力越强，各种能力越综合平衡发展，就越能促进人在职业活动中的创造和发展，就越能取得较好的工作业绩，就越能给个人带来职业成就感。职业工作实践是能力和技能获得提高的一个重要途径，是职业能力提升的前提。将自己所学的抽象的知识应用于实践中，在实践中检验，并产生效益，不断总结经验教训，让自己的能力不断提升，技能不断丰富。

### （二）技能测评

如果我们能够及时准确地了解自己的优势能力，并在制订职业目标时予以充分考虑，会极大提高达成职业目标的概率。自我技能的测评方法主要如下。

**1. 自我评价可衡量的业绩**　自己日常的行为方式和过往经验，对自我技能的总结和归类。回顾一下，在学校的学习过程中，有什么样的成绩是可以量化的？除了一些常见的"期末考试全年级综合排名第一"或者"连续三年获得一等奖学金"以外，还有没有一些其他的事情是可以用数字来说明的？如"作为学生会学习部部长，成功组织10余次医学讲座，每次听众多达200人"等，翔实的数据可以明确地表达自己取得的成绩，给人留下深刻的印象。

**2. 他人的认可和反馈**　通过身边熟悉的人，如老师、同学、家人、朋友等对自己的评价全面了解自己的技能。例如，获得的奖励"曾经获得学院演讲比赛一等奖"，或者是被选为学生会会长等具体的职位。尤其要注意清晰地表达：如是否曾经从数人或更多的人中被选拔出来担当更大或更多的责任？考虑自己的同学是否会因为自己没有共同参与某事就感到不适或者遇到困惑。

**3. 撰写成就故事**　梳理自己所做的有成就感的事件并进行撰写。其中应包含以下要素：预想的目标、面临的困难、行动措施、结果描述、结果量化评估。

---

**知识拓展**

### 如何撰写成就故事

通过记录生活中令同学们有成就感的具体事件，并对其进行分析，看看同学们在其中运用了哪些技能。

只要符合以下两条标准，就可以视为"成就"：

（1）喜欢做这件事时体验到的感受。

（2）为完成它所带来的结果感到自豪。

在编写成就故事时，每一个故事都应当包含以下要素：

（1）为了达到的目标需要完成的事情。

（2）将要面临的障碍、限制和困难。

（3）具体行动步骤：我是如何一步步克服困难、达成目标的。

（4）对结果的描述：取得了哪些成就。

**4. 职业技能分类卡**　是探索职业技能的一种非正式评估方式。由被测评者在一定数量的职业技能卡片中选出自己最擅长使用的技能，以便在日常工作中加强和提升。

### （三）培养职业能力

职业能力是在实践基础上得到发展和提高的，一个人长期从事某一专业劳动，能促使人的能力向高度专业化发展。个体的职业能力只有在实际工作中才能不断得到发展、提高和强化。

有些同学觉得自己能力平平，与他人相比毫无优势，认为自己有的能力别人都有，而别人有的能力自己却没有。然而，这种理解并不全面。在学生时代，同学们的能力评价体系往往局限于学习方面，较为单一。而进入职场后，职场人的能力评价体系更加社会化，对人的要求更为全面和立体。有些优势能力可能在学习阶段未能充分展现出来，这就需要同学们去积极探索，进而培养自己的职业能力。比如，独立的研究能力和创新性在学习阶段较少有机会展现，但具备这些能力的人，在研究型工作岗位上便能将其充分发挥出来。探索能力的过程也是自我认知不断提升的过程。同学们要不断学着去探索自己已经具备却尚未明显体现出来的能力特征，为职业生涯规划做好充分准备。只有这样，才能更好地适应职场的需求，实现自身的价值。

职业能力的提升，除了在实践中不断磨炼与提高之外，最为有效的途径当属接受教育和培训，包括我们所熟知的有职业教育、专科教育、大学本科教育以及研究生教育等。学生通过教育和培训掌握相关知识与技能，对于日后更好地胜任本职工作将会有极大的助力。

具体来说，大学期间培养能力有以下几种渠道：

**1. 积极参与课堂讨论**　同学们可以在课堂上积极参加课堂讨论，积极发言，提高自己组织语言和运用语言的能力。

**2. 积极参加勤工助学**　同学们可以利用业余时间参加各类勤工助学活动。一般来说，各高校都会组织学生参与勤工俭学，为家庭贫困的同学提供勤工助学岗位。部分同学利用业余时间参与这些活动，既可以锻炼自己的能力，又可以增加自己的经济收入，减轻家庭的经济负担。

**3. 积极参加社会实践**　同学们要利用学校提供的机会，积极参加各种社会实践活动，了解社会情况，了解各类职业的用人情况，为自己的职业生涯定位，既能增加社会阅历，又能提高认识社会的能力。

**4. 积极参加各种竞赛**　同学们要积极参加各级各类竞赛，将竞赛作为学习的动力和锻炼自己的平台，在竞赛中促使自己掌握知识、提升自己掌握各种操作技能的能力。比如参加护理操作技能竞赛，急救操作技能竞赛等。

**5. 积极参加课程实习**　学校组织安排的实习是掌握消化课堂知识的必要环节，同学们要珍惜实习机会和学校提供的实习环境，积极参与到实习过程中，不能觉得可有可无，错失成长良机。

**6. 积极参加社团活动**　社团活动是学生相互交流和实现集体成长的重要平台。在社团中，同学们可以结交志同道合的朋友，共同探讨兴趣爱好，拓展人际关系。

总之，能力是在不断学习实践中提高的，一分辛苦一分收获。没有付出，就无法收获成功的果实。同学们要修身、立志、奋斗，努力成长为有理想、敢担当、能吃苦的新时代好青年。

（肖榕）

1. 假设小李同学已经在某个心仪的岗位上了,但逐渐发现其性格无法完全匹配该职业,可是又不想离职,请问该同学可以做些什么?

2. 请在 5 分钟之内,写出拥有的所有能力,然后与同学分享,看看谁拥有的能力更多。然后,将同学们拥有的所有能力按照不同的标准进行分类。

ER 3-5

练习题

# 第四章 | 探索职业世界

教学课件

思维导图

## 学习目标

1. 掌握探索职业世界的方法。
2. 熟悉护理、助产专业介绍及就业形势分析。
3. 了解职业的相关概念。
4. 学会探索职业信息的方法和技巧。
5. 具有用专业技能传递情感、温暖生命，走技能成才、技能报国之路的信念和决心。

## 案例导入

杨辉，原山西医科大学护理学院院长，《护理研究》杂志副主编，山西省护理学会理事长，中华护理学会常务理事，原卫生部医院评审骨干专家，原卫生部科教司护理科研项目专家。

在成长过程中，杨辉深深感到护理工作是有温度的职业。她编写的《临床护理告知程序》填补了国内此方面的空白。她积极承担授课任务，利用休息时间赴全省各地市讲学。同时，她积极投身"光明扶贫行动"等活动，下乡义诊、义务讲学，向大众普及健康知识。

在杨辉眼里，护理是经营、修补、建造、维持生命的工作。正是凭借着对护理事业的执着与奉献，杨辉荣获第46届南丁格尔奖。

**请问：**
1. 你如何认识与理解护理职业？
2. 你对未来的护士职业有什么期待？

## 第一节 职业的相关概念

研究证明，个体对经过充分探索而做出的职业选择，满意度更高，稳定性更好，并预示着将来有较高的职业成就。探索职业世界能激发大学生的学习动机，加深对专业知识的学习，进一步明确职业发展方向、提升职业发展的能力。职业世界探索的深度，直接决定着个体未来职业的成熟度和适应度。在此过程发展起来的知识和技能是职业世界探索的结果，同时还能促进探索能力的发展，有利于个体终身职业生涯发展。

职业是人类社会生产力发展到一定阶段的产物，是随着社会分工的出现而产生的。随着社会及管理的变革、科学技术的进步、经济的发展、产业及行业的演变，职业在不断地发生变化。进入21世纪，职业的种类越来越多，职业的内容不断更新，职业划分不断细化，而职业更新的周期则越来越短，对从业人员的基本素质和职业技能的要求不断提高。因此，了解职业的相关概念，将有助于大学生更好地为未来的职业选择做准备。

# 一、职业的定义

## (一)职业的概念

从词义学的角度来看,"职业"一词由"职"和"业"构成。《说文解字》记载,"职,记微也",即"记号""标识",本义指古代基层官员听取民意并做记录,引申有主管、掌管、责任、岗位、权位等意;"业,大版也。所以饰县(悬)钟鼓",是乐器架上方横木上的架子,用来装饰支架、悬挂钟鼓,本义是奴仆在严酷管理下艰辛地劳作,引申有苦难、义务、职责、行当、使命、成就、财产等意。由于这种区别,古汉语中,"职""业"虽有联用却常常分别指"官事"和"士农工商四民之常业"。

职业是劳动者参与社会分工,利用专门的知识和技能,为社会创造物质财富和精神财富,获取合理报酬,作为物质生活来源,并满足精神需求的工作。它的要素包括职业名称、职业主体、职业客体、职业报酬和职业技术。由此可见,职业是一个人的权利和义务、社会职责和社会地位的综合表现,同时也是其经济状况、生活方式、文化水平、行为模式、思想情操的综合反映,更是个人在社会上生存的重要符号。

## (二)职业的特征

**1. 同一性** 同类别的职业内部,其工作条件、工作对象、生产工具、生产技术、操作内容相同或相近。在这种条件下,人们就会形成同一的行为模式、共同的语言习惯和道德规范,并在此基础上形成了诸如行业工会、行业联合体等社会组织。

**2. 社会性** 职业反映了社会分工现象,既体现劳动者与劳动资料之间的结合关系,又体现劳动者之间的关系。劳动产品的交换体现的是不同职业之间的劳动交换关系,这种交换反映的是不同职业之间的等价关系,即职业活动和职业劳动成果的社会属性。

**3. 差异性** 不同种类的职业间存在着各方面的差异,如工作条件、工作对象、工作性质等都不同。随着社会的进步,新的职业不断涌现,各种职业间的差异也会不断变化。

**4. 经济性** 又称为功利性,是指职业作为人们赖以谋生的劳动过程中所具有的逐利性,表现为职业活动中既能满足职业人自己的需要,又能满足社会的需要。只有把人们职业的个人经济性与社会经济性结合起来,其职业活动及其职业生涯才具有生命力和意义。

**5. 层次性** 一般而言,从社会需要角度来看,职业并没有高低贵贱之分。由于现实生活中对从事职业的素质要求不同以及人们对职业的看法或舆论评价不同,职业有了层次之分,这种职业的不同层次往往是由于不同职业的体力和/或脑力劳动的付出、收入水平、工作任务的轻重、社会声望、权力地位等因素决定的。

**6. 时代性** 职业的时代性指职业由于科学技术的变化,人们生活方式、习惯等因素的变化导致职业打上时代的"烙印"。随着经济社会的发展和进步,同一种职业的活动内容和方式会发生变化,不同时代有不同的热门职业。

**7. 技术性** 指每一种职业都表现出与职业活动相对应的技术要求和技能要求。

## (三)职业的功能

职业活动是人们社会生活中最基本、最普遍、最主要的实践形式,解决好职业问题对人的一生发展具有重大的意义。

**1. 个人功能** 职业作为人们参与社会生活、从事社会活动、进行人生实践的最主要途径,从多方面决定了个人的特征和境遇。

**(1)职业是满足个人生存的谋生手段**:职业是个人获得稳定经济收入的来源,是个人维持家庭生活的手段;职业活动能够带来精神上的满足,是每个人获得名誉、地位、权力、社会交往和尊重的重要来源。

**(2)职业是促进个性发展的重要途径**:一方面,在职业活动中,当个人从事的职业能使个人的特长、兴趣得到充分发挥时，也就促进了个性的充分发展，水平、自身素质的不断提升。另一方面，不同的职业还会给人们带来不同的生产和生活方式，不同的职业活动对个人的兴趣、爱好、性格等方面也会有不同程度的影响。

（3）**职业是个人承担社会义务的重要载体**：职业是个人在社会劳动中从事具体劳动的体现，是个人贡献社会的途径。劳动者通过职业活动参与社会财富创造，提供社会服务，也体现了劳动者对社会和他人的贡献。

**2. 社会功能**　职业满足人的需要，保证社会安定，提供生活物资和精神文化。

（1）**职业是社会存在的基础**：职业的存在和职业活动构成了人类社会的存在和社会活动，职业自身的运动变化丰富了人类社会运动的内容。职业劳动创造出社会财富，为社会的存在和发展奠定物质基础。

（2）**职业是社会发展的动力**：职业的分工是构成社会经济制度运行的主体，职业的运动如职业内容的丰富、职业形式的变化、职业结构的变化、职业层次间矛盾的解决也是推动社会进步的一种动力。社会进步体现在各行各业的具体劳动之中。

（3）**职业是社会控制的手段**：职业也是维持社会稳定、实现社会控制的手段，尤其在倡导个性发展的今天，职业规范和职业道德能够有效地发挥社会控制的作用。只有较好地解决人们生产和生活问题，实现充分就业，才能为构建和谐社会、维持社会稳定创造良好条件。

### （四）职业的分类

职业分类是指按一定的规则、标准及方法，按照职业的性质和特点，把一般特征和本质特征相同或相似的社会职业，分成并统一归纳到一定类别系统中去的过程。世界各国的国情不同，划分职业的标准有所区别。

ER 4-3
职业分类

**1. 职业分类的意义**　对职业进行分类管理，是现代市场经济条件下实现社会化管理的必然选择。在当前我国经济发展进入新常态、完善国家治理体系的大背景下，职业分类具有重要意义。

（1）**职业分类有助于对从业者进行分类管理**：同一类型的职业，具有共同的特点和规律，把性质相同的职业归为一类，根据不同的职业特点和工作要求，采取相应的录用、调配、考核、培训、奖惩等管理方法，使管理更具针对性。

（2）**职业分类有助于建立合理的职业结构和配置体系**：职业分类给各个职业分别确定了工作责任以及完成工作所需的职业素质，这就为职业结构和配置体系提供了依据。

（3）**职业分类是对从业者进行考核和智力开发的重要依据**：考核需要制订出相应标准，对各个职业岗位工作任务的质量、数量提出要求，而这些都是在职业分类的基础上才能加以规定的。职业分类中规定的各个职业岗位的责任和工作人员的从业条件，不仅是考核的基础，同时也是对从业者进行培训的重要依据。

**2. 职业分类的基本特征**　对职业进行分类是要将社会上纷繁复杂、数以万计的现行工作类型，划分成类系有别、规范统一、井然有序的层次或类别。

（1）**产业性**：一个国家，一个社会，就大的方面可以分为三类产业。第一产业包括农业、林业、牧业和渔业等；第二产业是工业和建筑业，工业中包括采掘业、制造业等；第三产业是流通和服务业。在传统农业社会，农业人口比重最大；在工业化社会，工业领域中的职业数量和就业人口显著增加；在科学技术高度发达和经济发展迅速的社会，第三产业职业数量和就业人口显著增加。

（2）**行业性**：行业是根据生产工作单位所生产的物品或提供服务的不同而划分的，行业主要是按企业、事业单位、机关团体和个体从业人员所从事的生产或其他社会经济活动的性质的同一性来分类的。行业表示了人们所在的工作单位的性质。

（3）**职位性**：所谓职位是一定的职权和相应的责任的集合体。职权和责任的统一形成职位的功能，职权和责任是组成职位的两个基本要素。职权相同，责任一致，就是同一职位。在职业分类中的每一种职业都含有职位的特性，如大学教师这种职业包含有助教、讲师、副教授、教授等职位，而国家机关公务员则包括乡科级、县处级、厅局级、省部级、国家级等职位系列。

（4）**组群性**：无论以何种依据来划分职业都带有组群特点。如科学研究人员中包含哲学研究人员、经济学研究人员、法学研究人员、社会学研究人员、教育科学研究人员等。

（5）**时空性**：随着社会的发展和进步，职业变化迅速，除了弃旧更新外，即便是同一种职业，其活动内容和方式也发生变化，所以职业的划分带有明显的时代性。从大的方面来说，在职业数量较少的时期，职业与行业是同义语，但现在职业与行业是既有联系又有区别的两个概念，在职业划分中，行业一般作为职业的门类。在空间上，职业种类分布有区域、城乡、行业之间或者国别上的差别。

**3. 国际职业分类概况**　国际标准职业分类（International Standard Classification of Occupations，ISCO）是国际劳工组织（International Labor Organization，ILO）为给各国提供统一准则而制订的职业分类标准。早在 1923 年的第一届国际劳工统计学家会议上人们就提出了制订职业分类国际标准的需要。至 1949 年，这一项目正式启动。1958 年《国际标准职业分类》初版发行，之后又经 1968、1988、2008 年三次修订，形成目前的最新版本《国际标准职业分类（2008）》（ISCO-08）。ISCO-08 是 2007 年 12 月在国际劳工组织召开的国际标准职业分类修订大会通过的，共包括 10 个大类、43 个中类、125 个小类、436 个细类。

**4. 我国职业分类概况**　《中华人民共和国职业分类大典》（以下简称《大典》）是我国对职业进行科学分类的权威性文献。1999 年 5 月，《大典》（1999 年版）正式颁布实施，将我国职业划分为大类（8 个）、中类（66 个）、小类（413 个）、细类（1 838 个）四个层次。随着经济社会发展，2010 年底启动《大典》修订工作，2015 年 7 月 29 日颁布 2015 年版《大典》。2021 年 4 月启动第二次全面修订，2022 年 9 月 27 日发布新修订的《大典》。

本次修订主要工作：一是对分类体系进行修订，纳入新颁布的 74 个职业，围绕国家重点战略增补新职业，在保持 8 个大类不变的情况下净增 158 个新职业，调整后共计 1 639 个职业；二是对职业信息描述进行修订，调整了部分大类、中类、小类的名称和定义以及众多职业的信息描述；三是对数字职业和绿色职业进行标注，标注了 97 个数字职业、134 个绿色职业，其中既是数字职业也是绿色职业的有 23 个。

现行《大典》将职业分为 8 个大类，分别是：第一大类国家机关、党群组织、企业、事业单位负责人；第二大类专业技术人员；第三大类办事人员和有关人员；第四大类商业、服务业人员；第五大类农、林、牧、渔、水利业生产人员；第六大类生产、运输设备操作人员及有关人员；第七大类军人；第八大类不便分类的其他从业人员。

## 二、专业以及专业对应的职业群

### （一）高等职业院校专业设置的特点

专业设置是指高等学校和职业学校专业的设立与调整。高等职业院校（简称为高职院校）的专业设置具体来说是指高等职业院校在国家或地方颁布的专业目录的指导下，按照国家或地方颁布的专业设置管理办法，自主决定专业开设与调整的过程。它是高等职业院校分类培养人才的基础性工作，学校根据专业设置确立人才培养目标和规格，进行专业基本建设，组织和实施教学，为社会输送各种专门人才。

**1. 专业设置与职业分类的关系**　高等职业院校的专业设置与职业分类有着密切的联系，主要体现在三个方面。

第一，职业分类决定着专业种类和结构。在实现专业设置与社会职业的对接上主要的方式包括专业设置针对某一职业、专业设置针对岗位群、专业设置与某种技术相关联。

第二，职业分类决定专业设置口径。专业口径宽与窄是职业劳动的复杂程度所决定的。人类社会实践经验证明，社会部门和行业越是先进，专业化程度就越高，致使许多传统的职业进一步分解、细化为许多专业化程度更深的职业，对从业者的素质要求也越高，面对这样的职业要求，其专业面就不能过宽。

第三，职业的变化影响专业设置的调整。随着产业结构的调整和现代化科学技术的广泛应用，不仅使职业岗位发生变动，而且职业的内涵也不断发生变化，对从业人员的技能、知识和素质不断提出新的要求，对专业设置来说，要适应这一变化就需要不断更新和调整专业。

**2. 专业设置的影响因素**　高职院校专业设置的影响因素主要包括经济社会因素、经济体制因素、社会需求因素、教育资源因素、国家或地方政府的教育政策因素等方面。

（1）**经济社会因素**：技术水平决定了高等职业院校专业开设的广度和深度，产业结构决定了专业的分布结构和专业种类的区域性。

（2）**经济体制因素**：不同经济体制下由于所有制形式、专业管理体制的差异，高等职业院校开设的专业迥然不同。市场经济背景下，专业设置以市场需求为导向，专业人才培养强调人才的适应性和竞争力。

（3）**社会需求因素**：市场对专业人才、专业能力的需求以及学生对专业的需求都是高等职业院校专业设置必须综合考虑的因素。

（4）**教育资源因素**：只有完备的教学场地、先进的教学设备与技术、充足的教学经费才能有利于专业的设立和专业人才的培养。

（5）**国家或地方政府的教育政策因素**：《普通高等学校高等职业教育（专科）专业设置管理办法》中规定，高等学校可在核定的专业类中自主设置和调整目录内专业。各省级教育行政部门可根据本地区的具体情况，依照本办法精神制定本省（自治区、直辖市）的高职高专教育专业设置管理的《补充规定》或《实施细则》，切实加强对本地区高职高专教育专业设置的宏观管理和指导。

**3. 专业设置的程序**　高等职业院校专业设置须建立一套完整的科学程序，以确保专业设置的科学性，基本程序包括：

（1）开展行业、企业、就业市场调研，做好人才需求分析和预测。

（2）进行专业设置必要性和可行性论证。

（3）根据国家有关规定，制订符合专业培养目标的完整的人才培养方案和相关教学文件。

（4）经相关行业、企业、教学、课程专家论证。

（5）报教育行政部门备案或审批。

---

**知识拓展**

### 《普通高等教育学科专业设置调整优化改革方案》的三条原则

《普通高等教育学科专业设置调整优化改革方案》坚持问题导向，强调学科专业设置调整优化改革要面向世界科技前沿、面向经济主战场、面向国家重大需求、面向人民生命健康，引导高校分类发展、特色发展，走好人才自主培养之路，提出了三条原则。

一是服务国家发展，强调以服务经济社会高质量发展为导向，想国家之所想、急国家之所急、应国家之所需，建好建强国家战略和区域发展急需的学科专业。

二是突出优势特色，强调以新工科、新医科、新农科、新文科建设为引领，调整优化专业结构，做强优势学科专业，做优特色学科专业，形成一大批特色优势学科专业集群和高水平人才自主培养体系。

三是强化协同联动，强调教育系统与行业部门协同联动，实现学科专业与产业链、创新链、人才链相互匹配、相互促进。

### （二）专业对应的职业群

职业群是指将工作要素相同或相近的职业归类，具体是工作内容、社会功能、操作技能及对从业者素质要求相近的若干职业的集合。职业群思维起源于终身教育思想，它提供给学生的是宽泛、灵活的学术和技能体系，更注重为所有学生的职业生涯发展做准备，培养学生的职业意识、促使学生进行职业导向和职业探索，这种准备有助于学生获得合适的工作，也为学生的终身发展奠定基础。

**1. 适用横向发展的职业群**　主要体现为高等职业院校毕业生首次就业时择业面的拓展或今后可能转岗的范围。如护理专业学生毕业后可在各级医疗、预防、保健机构从事临床护理、预防保健、护理管理、护理教学和护理科研等相关工作。

**2. 适用纵向发展的职业群**　主要体现为技术等级和职务的提升。纵向发展的职业群是高等职业院校毕业生有一段工作经历后可能晋升的岗位，是职业生涯发展潜在的岗位。如护士的技术职务的晋升途径为护士、护师、主管护师、副主任护师、主任护师。

## 第二节　护理、助产专业介绍及就业形势分析

**案例导入**

小王是某高职院校护理专业的学生，她的梦想就是希望能考取护士执业资格证，成为一名儿科护士。但是，进入医院后，她发现护理工作仅凭一番热情是不行的，还要不断提高自己的专业技能水平。从工作中总结经验，积累护理知识，丰富头脑，掌握好业务技能，做到娴熟的操作，只有这样才能在护理岗位上减轻病人的病痛，体现护士的工作价值。

**请问：**

各级各类医院临床护理岗位（群）的任职要求包括哪些内容？

## 一、护理专业介绍及就业形势分析

### （一）护理专业介绍

随着医学领域的不断发展，现代护理已成为保证人们生活质量、确保人们身体健康、促进卫生保健事业发展的重要理论形式。随着我国国民经济的发展、人们思想的转变、健康意识的提升，护理专业必然会得以发展。

**1. 护理教育起源**　护理教育的发展历史较为长远，要追溯到远古时代，自从有人类开始便有了护理，从某种意义上来说，护理是人们谋求生存的本能与需求。19世纪之前，世界各国是不存在护理专业的。古希腊医学专家希波克拉底比较注重护理，在其从医数十年当中，他教授患者漱口等。19世纪，通过南丁格尔的努力，护理成为一门专业的学科。1860年，南丁格尔创办了第一所护士学校，自此护理学科得到了有效的确定，南丁格尔成为护理学的奠基人。

**2. 新中国护理教育的发展**　1950年，第一届全国卫生工作会议在北京召开。此次会议对护理专业教育进行统一规划，停办高等护理教育，确定中等专业教育为培养护士的唯一途径。1983年，天津医学院率先在国内开设了5年制本科护理专业，学生毕业后获得学士学位。从此，中断了30年的中国高等护理教育获得恢复。1992年，经国务院学位委员会审定，批准北京医科大学护理系

开始招收护理硕士研究生。1993 年，中华护理学会第 21 届理事会设立了护理科技进步奖，每两年评选一次，这标志着我国护理科研正迈向快速发展的科学轨道。同年，原卫生部公布《中华人民共和国护士管理办法》，并于 1995 年 6 月举行了首次护士执业考试，合格者获职业证书方可申请注册。从此，我国护士职业走上法制化管理的道路。2000 年，浙江大学医学院附属邵逸夫医院开始设立专科护士，培养了第一位糖尿病专科护士和伤口造口专科护士。2004 年，中国协和医科大学（原北京协和医学院）护理学院与美国约翰霍普金斯大学护理学院联合创建我国首个博士项目。至此，我国护理教育正式形成了中专、大专、本科、硕士、博士 5 个学历层次的护理教育体系。2008 年 5 月 12 日，中国《护士条例》开始实施。2011 年，国务院学位办公室颁布新的学科目录，护理学正式成为一级学科，为护理学科的发展提供了更大的发展空间。

**3. 我国护理教育发展的必然趋势**　随着我国经济水平的提升、国力的不断增强，在未来发展中，护理专业将得到不断的发展，也可以说护理专业的发展是必然趋势。

**(1)护理学科体系的不断构建和完善**：护理专业作为维护人类身心健康的一门应用型学科，近些年，其学科理论不断发展，知识体系、核心概念、护理理念、服务内涵和外延，以及工作定位等在实践中不断地丰富和变化。

**(2)对相关学科的"吸纳"**：近年来，伴随护理学科的发展，其他相关学科不断交叉与渗透，心理学、社会学、管理学等人文学科对护理学科的影响尤为巨大。

**(3)护理学的专业定位不断强化**：2011 年 3 月，国务院学位委员会颁布了新修订的学科目录，并将护理学定为一级学科，这为我国护理事业的发展开辟了新纪元。在全球老龄化快速发展的今天，护理在老年医疗、社区保健、养老服务等领域有着非常广阔的发展前景和空间，在与其他专业的合作中，护理专业可以提供更经常、更直接、更有效、更节省资源的服务，护理专业理论知识、技术能力和服务水平对各项政策落实的质量有着决定性的影响。

**(4)与社会发展同步和融合**：当今护理专业的发展，不再是孤立的自身发展问题。在社会经济高度发展的今天，健康与护理服务需求不断增长，与有限的卫生资源之间的矛盾日益凸显。护理学科自身发展的同时，不能回避和忽略市场经济的杠杆作用，要重视学科发展中专业价值、护理服务的需要与供给、护理资源的优化配置、护理服务投入与产出间的关系等问题，选择符合市场运行规律，在成本、效果或效率、质量三者间均衡，效率与公平兼顾的护理学科发展战略。

### (二)护理专业就业形势分析

**1. 护理人员需求缺口大**　据《2023 年我国卫生健康事业发展统计公报》显示，2023 年，每千人口注册护士 4.00 人，然而，随着老龄化发展等因素，我国护士紧缺的状况依然存在。一方面，我国护士总量不足；另一方面，护理的优质资源方面仍然短缺。

**2. 对护理人员素质要求不断提高**　在现代护理理念中，护士不再仅仅是医生的助手，而是能够直接参与到患者的诊治过程中。他们承担着对患者的病情观察、实施治疗以及促进康复等护理任务，同时运用自己的专业知识，对患者治疗过程中出现的问题进行深入分析和总结。

**3. 涉外护理人才就业前景良好**

(1) 近年来，我国经济社会迅猛发展，随之而来的是日益增长的医疗服务需求。与此同时，中国医疗发展迅速，在许多领域取得了最前沿成果，这使得越来越多的外国患者前来就诊。各地的一些大型医疗机构中，部分门诊能够提供多种外语就诊服务，有的医院还开设了涉外病房或国际医疗部。在这样的发展趋势下，国内对涉外护理人才的需求必将越来越大。

(2) 护士紧缺是世界各国普遍面临的难题。世界卫生组织发布的《2020 年世界护理状况》报告表明，全球有近 2 800 万名护士，但仍有 590 万名护理人员的缺口。未来 10 年，美国、英国、加拿大、新西兰、新加坡、日本等国家将急需 200 万护理人才。以美国为例，为解决护士持续短缺的状况，政府提出了优惠条件以吸引外籍护士。世界性的护理人才资源的短缺，为我国护理人员创造了更多走出国门、迈向国际市场就业的机会,国际人力资源公司也纷纷将目光投向中国。

**4. 医疗转型医养结合** 党的二十大报告提出:"实施积极应对人口老龄化国家战略,发展养老事业和养老产业,优化孤寡老人服务,推动实现全体老年人享有基本养老服务。"国家统计局最新数据显示,截至 2022 年末,全国有养老服务机构和设施 38.7 万个,床位 800 多万张。按照国家标准,养老护理员跟老人的比例应为 1:4,据此估算,至少需要 200 万名护理员,这还不包括从事居家养老服务的人员,可见,养老护理员存在很大缺口。

为积极应对人口老龄化,发展养老事业和养老产业,各地卫生健康委积极响应党的二十大政策,坚决贯彻落实积极应对人口老龄化国家战略,将医养结合作为民生工程和全面深化医改的重要内容,采取多项有力举措,全力促进医养结合发展,医养结合工作的开展,实现了整个社会的"多赢"。它既体现了现代政府对民生问题的高度关切与责任担当,又为医护人员增加了更多的就业岗位,有效地缓解了就业难、就业压力大的问题。

### (三) 护士执业资格考试

《护士条例》(中华人民共和国国务院令第 517 号)中所称护士,是指经执业注册取得护士执业证书,依照本条例规定从事护理活动,履行保护生命、减轻痛苦、增进健康职责的卫生技术人员。

**1. 考试介绍** 护士执业资格考试是为贯彻原国家人事部、原卫生部《关于加强卫生专业技术职务评聘工作的通知》等相关文件的精神,于 2001 年开始正式实施的。中华人民共和国国家卫生健康委员会负责组织实施护士执业资格考试。国家护士执业资格考试是评价申请护士执业资格者是否具备执业所必需的护理专业知识与工作能力的考试。护士执业资格考试实行国家统一考试制度:统一考试大纲,统一命题,统一合格标准。护士执业资格是单位聘任相应技术职务的必要依据。

**2. 考试范围** 护士执业资格考试实行全国统一组织、统一考试时间、统一考试大纲、统一考试命题、统一合格标准的考试制度,原则上每年进行一次。

(1)适用人员范围:在中等职业学校、高等学校完成中华人民共和国教育部和中华人民共和国国家健康委员会规定的普通全日制 3 年以上的护理、助产专业课程学习,包括在教学、综合医院完成 8 个月以上护理临床实习,并取得相应学历证书的,可以申请参加护士执业资格考试。

(2)考试科目包括专业实务和实践能力两个科目:一次考试通过两个科目为考试成绩合格。为加强对考生实践能力的考核,原则上采用"人机对话"考试方式进行。

### (四) 各级各类医院临床护理岗位(群)的任职要求分析

**1. 内科护理的岗位工作任务** 独立或与人合作完成内科护理包括呼吸内科、心血管内科、消化内科、肾内科、血液内科、内分泌科、风湿内科、神经内科岗位的组织管理,对内科患者实施整体护理与健康教育。

岗位标准要求:

(1)能够完成内科病房管理任务。

(2)独立进行铺床、导尿、灌肠、吸氧、注射等各项基础护理技术操作。

(3)能够正确管理一般药品和特殊药品。

(4)能够运用护理评估方法收集病史资料,观察病情变化。

(5)能够熟练应用内科常用护理技术护理患者。

(6)能够运用沟通技巧与患者进行有效沟通。

**2. 外科护理的岗位工作任务** 独立或与人合作完成外科护理包括普外科、神经外科、心胸外科、泌尿外科、手术室、骨科岗位的组织管理,对外科患者实施整体护理与健康教育。

岗位标准要求:

(1)能够完成外科病房及手术室管理任务。

(2)独立进行铺床、导尿、灌肠、吸氧、注射等各项基础护理技术操作。

(3) 能够正确管理一般药品和特殊药品。

(4) 能够运用护理评估方法收集病史资料,观察病情变化。

(5) 能够运用外科专科护理技术护理患者,尤其是围手术期患者。

(6) 能够熟悉常用外科急救护理技术,如止血、包扎、固定、搬运技术等。

(7) 能够运用沟通技巧与患者进行有效沟通。

**3. 妇科护理的岗位工作任务**　独立或与人合作完成妇科护理包括妇科岗位的组织管理,对妇科患者实施整体护理与健康教育。

岗位标准要求:

(1) 能够完成妇科病房管理任务。

(2) 独立进行铺床、导尿、灌肠、吸氧、注射等各项基础护理技术操作。

(3) 能够正确管理一般药品和特殊药品。

(4) 能够运用护理程序对妇科患者实施整体护理。

(5) 能够运用妇科常用护理技术护理患者,能够对妇科围手术期患者进行护理。

(6) 能够运用沟通技巧与患者进行有效沟通。

**4. 产科护理的岗位工作任务**　独立或与人合作完成产科护理包括产科岗位的组织管理,对产科患者实施整体护理与健康教育。

岗位标准要求:

(1) 能够完成产科病房管理任务。

(2) 独立进行铺床、导尿、灌肠、吸氧、注射等各项基础护理技术操作。

(3) 能够正确管理一般药品和特殊药品。

(4) 能够运用护理程序对孕产妇实施整体护理。

(5) 能够对产褥期妇女进行保健指导。

(6) 能够为正常新生儿进行喂养、预防接种等指导。

(7) 能够运用沟通技巧与孕产妇进行有效沟通。

**5. 儿科护理的岗位工作任务**　独立或与人合作完成儿科护理包括小儿科、新生儿科岗位的组织管理,对患儿进行整体护理与健康教育。

岗位标准要求:

(1) 能够完成儿科病房管理任务。

(2) 独立进行铺床、导尿、灌肠、吸氧、注射等各项基础护理技术操作。

(3) 能够正确管理一般药品和特殊药品。

(4) 能够运用护理评估方法收集病情资料,观察病情变化。

(5) 能够运用儿科常用护理技术护理患儿。

(6) 能够对儿科急危重症进行初步应急处理。

(7) 能够运用沟通技巧与患儿及家属进行有效沟通。

**6. 常用急救技术的岗位工作任务**　独立或与人合作完成院外急救、急诊科、重症医学科岗位的组织管理,对院外急救、急诊科、重症医学科患者实施整体护理与健康教育。

岗位标准要求:

(1) 能够完成急危重症相关岗位的管理任务。

(2) 能够独立进行导尿、灌肠、吸氧、注射、输液等各项基础护理技术操作。

(3) 能够正确管理一般药品和急救药品。

(4) 能够运用护理评估方法及时发现急危重病情,观察病情,收集病史资料。

(5) 能够对急危重症患者进行应急处理,能够熟悉常用急救技术如心肺复苏、气管插管术、电除颤、使用呼吸机、止血、包扎、固定、搬运技术等配合医生抢救、护理患者。

（6）能够运用沟通技巧与患者进行有效沟通。

## 二、助产专业介绍及就业形势分析

### （一）助产专业介绍

**1. 我国助产教育起源**　我国正式的助产教育始于20世纪初。1907年，留美医生金韵梅提出助产教育与妇幼卫生如车之两轮，并且认为护士学校和助产教育应同步发展。1908年8月，金韵梅在天津建立了北洋女医学堂，开设一个护士班、一个助产士班，为我国培养了第一批助产士，这也被视为中国人自己开办助产教育的起源。

**2. 新中国助产教育的发展**　中华人民共和国成立后，原卫生部制订了新的助产政策，对助产学校实行独立管理，并明确界定了助产士和产科医师的职责范围。1949年11月，杨崇瑞任卫生部第一任妇幼卫生司司长，她提倡的新法接生迅速在全国普及。短短几年就基本消灭了产褥热和新生儿破伤风。1951年召开的全国中等教育会议上制订了医士、护士、助产士等专业的教学进程表，中国的助产教育和助产技术在国际文化扩散的影响下开始了专业化进程。

1950年8月，卫生部第一届全国卫生会议将护理和助产专业教育定位于中级卫生教育，国家逐步取消了中华人民共和国成立前的助产高等教育，只保留了中专助产教育和部分独立的助产学校。到1952年，助产专科院校全部关闭，各地的助产学校开始合并，独立的助产学校纳入到中等卫生学校中，助产专业并入护理学校并缩短了学制。

1976年以后，中等护理教育和助产教育开始逐步恢复。1980年，卫生部批准在省、市、县中级卫生学校开设和增加助产士培养，并规定了中专助产专业设置标准。1993年，黄祝玲撰写的《助产学》出版，标志着助产学在中国作为一门相对独立的学科的形成。

**3. 我国助产教育发展趋势**　进入21世纪，社会经济快速发展，人口素质不断提高，社会对助产人员也提出了更高的要求，助产教育的重要性得以凸显。在高等护理教育快速发展带动下，专科层次的助产教育恢复，部分高校或正在升格中的中专学校在原有中专助产教育的基础上，开始尝试培养高级助产士，三年制高级助产、五年制高职助产教育开始起步。2005年，天津医学高等专科学校等学校开设了助产专科教育。近年来，随着全国各地卫生学校相继升格，陆续兴办助产专科教育，专科层次的高级助产人才培养已初具规模。2017年，根据《教育部关于公布2016年度普通高等学校本科专业备案和审批结果的通知》（教高〔2017〕2号）文件精神，河北医科大学、浙江中医药大学、南方医科大学、遵义医学院获批教育部首批4所助产学本科专业人才培养院校。

### （二）助产专业就业形势分析

**1. 助产人员缺口大**　全球产妇和新生儿死亡率的稳步下降，与助产专业护理技术的持续推广紧密相关。世界卫生组织调查显示，助产技能的普及率已从2010年的67%提升到了2018年的79%，高质量的助产服务能够使孕妇和新生儿的死亡率下降80%，早产率下降24%。《2021年世界助产状况报告》指出，到2035年，由助产士提供的护理服务将避免约三分之二的孕产妇、新生儿死亡和死产，每年挽救430万人的生命。据调查，国内医院仅产房助产士的缺口至少有20多万人，加上产前和产后的护理，现有助产人员难以满足社会需求。《"健康中国2030"规划纲要》明确提出，要加强助产等急需紧缺专业人才培养培训，进一步优化和完善助产人员评价标准。

**2. 对助产人员的素质要求不断提高**　随着时代发展和社会进步，助产专业培养目标已经重新准确定位。当前，国际上倡导"助产士主导模式"管理正常的产妇，强调助产士是孕妇孕期主要照顾者，通过助产士给产妇提供连续性照顾的专业服务，能够降低剖宫产率，提高自然分娩率，减少妊娠期的住院时间，减少药物镇痛与产时麻醉，降低会阴侧切率，降低新生儿复苏率，同时也能增加产妇对分娩过程的满意度。因此，助产士的工作领域不应局限于产房接产，而应延伸至产前甚至

的网站，了解用人单位的基本信息、现状和前景。

### （四）人才交流会或行业展览会

通过人才交流会和行业展览会等途径，了解相关职业信息，如职场需求和行业发展状况，为未来走入职业世界做更好的准备。

### （五）相关机构

高校的毕业生就业管理部门会通过各类信息载体，如校内就业网站、职业教育系统、就业指导刊物等，及时发布就业信息。另外，近年来，各级政府积极探索、建立符合市场运行规律的人才市场，也诞生了许多人才公共服务机构、经营机构、行业协会及专业的培训机构。通过这些机构毕业生可以了解到许多不同的用人单位和职位的信息。

## 二、行动调查法

### （一）生涯人物访谈法

生涯人物访谈是通过与一定数量的职场人士（通常是自己感兴趣的目标职业从业者）面谈而获取关于一个行业、职业和单位内部信息的一种职业探索活动。这种方式可以让求职者在亲身体验和直面交流中对将要从事或感兴趣的职业产生直观的感受，能帮助求职者检验和印证以前通过其他渠道获得的信息，并了解与未来工作有关的特殊问题或需要，如潜在的入职标准、核心素质要求、晋升路径和工作者的内心感受。生涯人物访谈还能帮助在校

护士生涯
人物访谈

护士长生涯
人物访谈

大学生正确认识自己的优势和不足，从而制订更加合理的大学学习、生活和实习计划。生涯人物访谈实施的步骤包括：

**1. 确定访谈内容** 在进行生涯人物访谈前，需先对自己意向的职业发展方向有个大致认识，明确访谈期望了解的内容与方向，涵盖行业、企业、职业、职位等方面的信息。可以借助霍兰德职业取向模型、职业能力测量表、职业价值观自测量表或测评软件来分析自己的兴趣、技能和工作价值观。以此为基础确定自己的目标职业，再通过对目标职业的初步了解和认识，设计生涯访谈问卷。只有对自我有比较深刻且全面的认识，在进行生涯人物访谈的过程中才能找准切入点，与访谈人物交流时做到游刃有余，从而使该方法对学生的职业规划真正起到现实性的指导作用。

**2. 寻找访谈对象** 生涯人物访谈的对象选择务必科学合理。在选择生涯人物时应该综合考量，不能顾此失彼，尤其要注重访谈对象的结构。确定访谈对象，应依据访谈内容，可涵盖亲朋好友、校友或其他职场人士，既可以是初入职场的人士，也可以是工作了一定年限的中高层人士。选择年龄差距较小的学长、学姐或亲戚朋友作为访谈对象，沟通会较为容易，有助于大学生了解新人可能面临的困惑以及某个职业的进入门槛等基本信息。而行业中的佼佼者或经验丰富的资深人士，因从业时间长，心智更成熟，职业认知更全面，给出的建议和意见会更加理性和客观，更具参考价值。

**3. 选择访谈方式** 结合访谈者实际情况选择访谈方式，包括面对面访谈、书面访谈和电话访谈，并提前与被采访者预约。预约时首先介绍自己，然后说明找到他（她）的途径、自己的采访目的、感兴趣的工作类型以及进行采访所需要的时间，确认采访的日期、时间和地点。

**4. 准备访谈提纲** 为了提高访谈的效率，我们需要事先根据访谈对象的特点和访谈任务设置不同的访谈内容清单。结合目标职业信息设计访谈问题，对生涯人物的访谈可以围绕以下要点进行：行业、单位名称、职业（职位）、工作的性质类型、主要内容、地点、时间、任职资格、所需技能、市场前景、行业相关信息、工作环境、工作强度、福利薪酬、工作感受、员工满意度等。

**5. 实施访谈** 要营造良好的访谈氛围，注意尊重被访谈者，合理安排访谈的内容和顺序，注意

观察被访谈者的工作环境,感受真实的工作氛围。生涯人物访谈一般都采用结构化的访谈方法。在正式进行访谈前,访问者需对目标生涯人物的信息进行全方位地收集和掌握,并根据访谈目的进行问题设计,设计问题时通常以封闭式的问题为主,以便更加准确地了解相关信息。这样的访谈能够更加有效地提高案例的完整性和详细性,从各个方面反映出目标行业或职业的情况。

6. **整理访谈结果**　应及时将生涯人物访谈的经过、收集的资料以及心得整理撰写成《生涯人物访谈报告》。生涯人物访谈通过交谈的方式进行,现场感和直观感大大地增强,一般可通过文字形式将访谈内容以对话方式呈现,在生涯人物授权的情况下,也可以采用录音和录像的方式形成音频或视频文件进行呈现。在一个职业领域采访 3 个以上的生涯人物后,运用职业信息加工的观点进行分析,对照之前自己对该职业的认识进行比较,找出主观认识与现实之间的偏差,确定自己是否适合这一行业、职业和工作环境,以及是否具备所需能力、知识与品质,形成书面总结报告,进而详细制订大学期间的自我提升计划。

### (二)角色扮演

角色扮演是美国精神病学家莫雷诺(Moreno)于 1960 年所创建的一种社会心理技术,即让人暂置于他人的社会位置,并按这一位置所要求的方式和态度行事,以增进对他人社会角色及自身角色的理解,从而学会更有效地履行自己的角色。角色扮演为求职者提供了广泛地获取工作生活经验、培养沟通和自我表达能力的机会。具体操作步骤如下:

1. **设定主题**　当求职者对求职面试有了初步的认识,可针对求职面试一些基本的要求进行模拟面试;要加强求职者对未来护理工作的体验,可以选取体现护理专业特色的题材,如护士的一天、护患关系处理、护士间人际关系处理等主题。

2. **角色分配及准备**　所有的参与者根据主题和情景进行分组,可以结合每个人的不同特征来进行角色的设定或者以抽签的形式来进行角色设定。还可以设置观察者,对于角色扮演过程中呈现出来的问题进行记录。如果条件允许,也可以进行相应的服装和场景的准备。

3. **角色扮演实施**　在进行角色扮演时,相应的小组成员要结合自己的任务来定位所需要扮演的角色,其他成员需要对整个表演过程进行仔细地观察,总结这个小组在表演过程中出现的问题,再结合自己小组来进行分析对比。

4. **点评及总结**　演示结束后,角色扮演者分别发表自己在扮演过程中的感受,观察者和其他成员对整个扮演过程进行点评,总结各自角色行为的深层动因以及行动方案的理论依据,从而使感性认识进一步上升为理性认识,以便在日后的生活和工作中加以应用。

### (三)实习

大学生要积极主动地参加职业体验,到感兴趣的工作岗位上去体验,了解该岗位的工作内容、职业前景、工作环境、福利待遇、需要具备的专业知识素质和能力等。只有切身体会,大学生才能客观、理性地鉴别和选择适合自己的职业。

实习是大学学习阶段重要的实践性教学环节之一,是大学生向"职业人""社会人"过渡的角色转换的重要时期,是提高职业认同、业务素质和动手能力的重要环节。实习可加深大学生理解并巩固所学专业知识,进一步提高认识问题、分析问题、解决问题的能力,为今后走向社会,更好地适应未来的职业生涯做好思想准备和业务准备。

1. **做好心理准备,做好相关技能的强化训练**　一是要明确实习的目的、意义、任务、要求和注意事项等,明确实习是理论联系实际的重要阶段,通过实习掌握相关职业技术和操作技能,培养职业思维能力,明确个人在实习中的成长目标。二是要加深对理论知识的理解,巩固所学的操作技能。实践表明,经强化训练的学生进入实习单位后,大部分能很快适应相关工作,并取得满意的实习效果。

2. **摆正心态,认真完成各项实习任务**　通过实习任务,大学生可以深入真实地感知未来职业的工作任务、要求、程序、福利待遇、环境、文化等，对个人适应情况进行了解、判断，进行客观的自我评估，帮助其了解本专业和社会对相关职业需求的现状，参照相关行业与社会对人才的要求，不断完善自身素质，修正个人职业发展方向。

### （四）社会实践

社会实践是指通过体验的方式提高大学生综合素质的一系列教育活动的总称。它是大学生通过有目的、有计划地深入现实社会，参与具体的生产劳动和社会服务，进行职业探索的有效途径。社会实践具有教育性、多样性、社会性的特点。大学生在进行社会实践时应遵循以下原则。

**1. 更新观念**　深刻认识大学生社会实践的重要意义，自觉主动地参与社会实践，真正在实践中受教育、增知识、长才干。积极投身社会实践，在各种社会实践中砥砺品质、锤炼作风，在实践中发现真知、运用真知，在解决问题的过程中不断提高实际动手能力、创新创业能力。坚持理论与实践相结合，在实践中感受知行合一，在坚守中坚定理想信念，明确职业选择。

**2. 因地制宜**　根据个人职业探索的目标，因地制宜地发掘社会实践资源，结合不同学校的专业特色和地方的资源优势，充分发挥专业优势，实现大学生社会实践与服务地方发展的最佳结合。充分利用学校自身资源，如合作共建单位、实践基地、校友、在校学生自有资源以及学校周边的社区建立起互惠性的支持关系。

**3. 与时俱进**　大学生在实践的过程中，着力拓展社会实践的新形式。大学生应发挥自身的优势，扬长避短，将自己所学知识运用于实际的工作，用于解决实际的问题，还应注意对时间和空间的拓展统筹。一是要合理安排大学生活，二是要依据自身实际选择合适的项目。在开展社会实践之前，大学生要明确实践目标，领悟参加社会实践的重要作用和意义，以增强参与社会实践的原动力。

（才晓茹）

### 思考题

1. 职业世界探索　围绕以下问题进行分组讨论，每组选派一名成员进行汇报。

（1）探索职业世界的途径和方法有哪些？

（2）职业探索的任务包括哪些？

2. 探索"医学"相关的职业

（1）列举出与医学专业相关的尽可能多的职业。

（2）了解医疗行业的未来发展趋势，分析与医学相关的哪些职业可能会淘汰，哪些新的职业会出现？原因是什么？

（3）为了解以上职业的准确信息，求职者还需要采取哪些方式进行深入的探索？

3. 生涯人物访谈　对身边的亲戚、朋友或邻居就他们的职业进行访谈，并完成表4-1（可根据需要增加表格内容）。

ER 4-6

练习题

表4-1　生涯人物访谈

| 职业名称 | 工作内容 | 工作地点 | 出勤时间 | 工作满意度 | 该工作吸引人的地方 |
|---|---|---|---|---|---|
|  |  |  |  |  |  |
|  |  |  |  |  |  |

# 第五章 | 职业生涯决策

教学课件

思维导图

## 学习目标

1. 掌握职业生涯决策的方法及职业生涯规划书的制作方法。
2. 熟悉制订职业生涯目标的原则。
3. 了解职业生涯决策的类型。
4. 学会运用职业生涯决策的方法制订合理的职业生涯决策目标,并制作职业生涯规划书。
5. 具有职业生涯决策的能力,树立正确的职业观和人生观。

## 案例导入

小娟,高职护理专业毕业生,小时候就梦想成为一名救死扶伤的护士,因家庭经济困难,自入学以来,她就非常勤勉努力,英语成绩优异的她在学习之余还兼职做一些翻译工作,进一步提高英语能力的同时,获得一定的经济收入以减轻家庭负担。

毕业前夕,小娟面临三种不同的选择,一是某英语培训机构表示愿意破格招录她从事英语相关工作。二是她顺利通过了一家综合性医院的面试,毕业后可以成为一名护士。三是继续深造,攻读本科。小娟陷入深深的迷茫中,一个是心仪的兴趣所在,一个是小时候的梦想,一个是有发展潜力的升学之道,自己该何去何从呢?

**请问:**
1. 职业决策的方法有哪些?
2. 如何利用生涯决策平衡单确定自己的职业决策?

## 第一节 职业生涯决策的类型与方法

人生是不断做出选择与决策的过程。我们每时每刻都面临着各种各样的选择,无论是大事还是小事,每一个决策都会对我们的人生轨迹产生影响,选择与决策涉及我们的职业、教育、人际关系、健康等。我们会在不同的阶段做出不同的决策,要保持开放的心态,不断适应变化的环境和需求,以便做出更好的选择来实现我们的人生目标和追求。大学毕业后,我们将面临一次更为重要的决策,那就是职业生涯决策。

职业生涯规划
的基本步骤

### 一、职业生涯决策的类型

正确的职业生涯决策不仅能让大学生在刚踏入职场时抢占先机,更有助于他们在今后的职业发展中把握机会,脱颖而出。求职者要想做出符合自己实际情况的职业生涯决策,首先要了解自己的决策风格类型，排除各种影响因素，以理智的思维做出正确、有效的决策，把握好职业生涯中的每一次机遇。

## （一）职业生涯决策的内涵

职业生涯决策，这一概念最早源自英国经济学家凯恩的理论，指一个人选择目标或职业时，会选择使用一种使个人获得最高报酬，而将损失降至最低所用的方法。当个人面对多方面的职业选择时，每一项选择对其而言都有不同程度的价值。职业生涯决策是个人在多项选择之间权衡利弊，以达成最大价值的过程。1974年，杰普森（Jepsen）和吉拉特（Gelatt）提出了第一个职业决策模型，使用了职业生涯决策这一概念。他们认为职业决策是一个复杂的认知过程，是决策者综合考虑影响职业选择的各种因素和信息，仔细分析几个可供选择的职业的发展前景，公开承诺做出职业选择的行为。

职业生涯决策的内容包括职业定位、职业规划、职业发展选择、学习与发展、职业可持续性、自我反思与调整。涉及个体的兴趣、价值观、能力和市场需求等多个因素，它需要个体全面思考和评估，做出有益于自身发展和满足个人目标的决策。

## （二）职业生涯决策的分类

不同的决策风格适用于不同的情境和个人特点，没有一种决策风格是绝对正确的，取决于决策者所面临的具体情况和偏好。在实际应用中，我们常常会结合多种决策风格进行综合权衡和灵活应用。了解自己的决策风格，对职业生涯规划非常有帮助，目前使用较多的是哈瑞恩（Harren）在丁克里奇（Dinklage）基础上所做的划分，提出4种决策类型：直觉型、依赖型、理智型和犹豫型。

**1. 直觉型**　直觉型决策者依靠直觉、感觉或经验来做出决策，他们往往凭借直觉和个人意见迅速做出决策，不依赖详尽的数据分析和深入思考，发现错误时又能迅速改变决策。由于以个人直觉而不是理性分析为基础，这类决策发生错误的可能性较大，因此，易造成决策不确定性。但是，他们也会经常根据情况的变化调整自己的计划，并且非常善于处理不确定性和复杂性，因此，更可能在短时间内做出大胆和有创新的决策。

**2. 依赖型**　依赖型决策者倾向于依赖他人的建议和意见来做出决策。他们可能会求助于专家或其他相关人员的意见，并将这些意见作为决策的基础。他们不能承担自己做决策的责任，不能系统地收集信息，较为被动与顺从，重视他人的意见和期望，经常将社会的赞许、评价、规范作为决定的标准，很难单独展开计划或做事。

**3. 理智型**　理智型决策者通过系统的数据分析和逻辑推理来做出决策。他们会收集和分析大量的信息，利用逻辑和推理来评估不同选项，并选择最符合实际情况和长期目标的决策。注重逻辑分析，深思熟虑，且冷静思考、理智判断分析各个选项的利弊得失，按部就班，以做出最佳的决定。

**4. 犹豫型**　犹豫型决策者在做决策时常常犹豫不决，遇到较为复杂的情况时容易陷入思考和担心中。他们可能会经过长时间的犹豫和权衡才能最终做出决策。由于可以选择的项目太多，他们无法从中做出取舍，常常处在挣扎、难以做决定的状态中。

知识拓展

### 铁匠与金匠的选择

在一个村落里，有一位铁匠和一位金匠。一天，辛勤的铁匠对金匠说："我希望成为你这样的金匠，工作轻松，产品精美。"金匠却说："你的工作更专注于实体的制作和实用性，我虽然看起来轻松，但是需要承受巨大的精神压力和严格的要求，一点小小的错误就可能导致金器毁坏，造成巨大的物质损失，真希望能像你一样做铁匠，专注于制作。"

其实，每个职业都有其独特的价值和挑战。当面临职业生涯的选择时，我们应当理解并接受这一点。真正重要的不是我们选择了什么，而是我们能否全心全意地投入，以及对每个岗位所带来价值的尊重和欣赏。选择职业不要只看表面的轻松和收入，背后可能有我们不知道的压力与挑战。面对每份工作都要全心投入，并学会欣赏和尊重它。

### （三）职业生涯决策的过程

职业生涯决策是一个过程，而不单单是一种结果。

皮特森（Peterson）及其同事将信息加工理论应用到职业决策中并提出了 4 种假设。他们用信息加工金字塔来说明个体可以通过信息加工过程来完成职业决策。个体的信息加工包括 3 个成分：知识领域、决策技巧领域和执行加工领域，它们的关系见图 5-1。

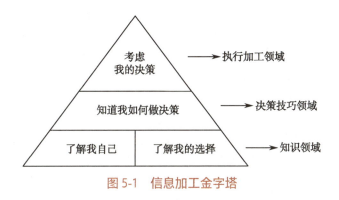

图 5-1　信息加工金字塔

从金字塔的结构可以看出职业决策的整个过程。从顶端——执行加工领域开始，通过自我谈话、自我觉察和监控整个职业决策过程的 3 种方式，个体能够控制自己的决策方式。其中，职业决策过程包括交流问题、分析信息或数据、综合数据、产生选项、利用优先考虑选项来评价信息，通过采取各种行动来执行计划。

在决策技巧领域中使用的信息是自我知识和职业知识（图 5-1）。具体到决策技巧领域，皮特森（Peterson）等人提出了 5 个职业决策技巧：沟通（communication）、分析（analysis）、综合（synthesis）、评估（valuing）和执行（execution），并缩写为 CASVE，见图 5-2。这 5 个技巧有助于个体做出更好的职业决策，在决策过程中能被循环使用。皮特森等人强调，个体要想做出更好的决策，就必须知道决策中的每一阶段所涉及的内容是什么。

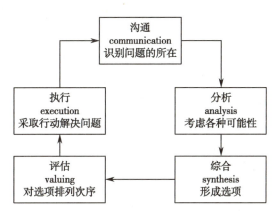

图 5-2　决策技巧领域的 CASVE 循环图

第一，在沟通阶段，个体要知道我需要做决策，而且需要做出一个好决策。此阶段，个体会收到关于职业理想与现实之间存在差距的信息，这些信息可能通过内部或外部交流途径传达给他们。内部沟通包括情绪信号和身体信号等，外部沟通包括周围的亲友对职业规划的询问和评价等。

第二，在分析阶段，个体要了解自己和自己的职业选择对象，这需要个体花时间去观察、思考、研究，从而充分剖析产生上述各种差距的原因，了解自己有效地做出反应的能力。探索原因时可以把各种因素联系起来，把家庭和个人生活的需要融入职业选择中。

第三，在综合阶段，主要需要综合和加工上一阶段提供的信息，扩大或缩小所选职业的范围，从而制订消除差距的行为方案。这一阶段的核心任务是依据实际，确定如何去解决问题。

第四，在评估阶段，个体要选出某个职业或专业，对综合阶段得出的方法选项进行排序，把能够最好地消除差距的选项排在第一位，次好的排在第二位，以此类推。

第五，在执行阶段，把思考转换为行动，执行自己的选择。

### （四）职业生涯决策影响因素

#### 1. 影响职业生涯决策的内在因素

（1）**个人心理特征**：个人对自我评估、职业评估和环境评估的内容及结果直接影响着职业决策，其中自我评估主要是对个体心理特征的评估，起着决策的定向作用。个体的心理特征是一种稳定的特性和倾向系列，包括兴趣、能力、价值观和性格等。

（2）**个人经历背景**：职业生涯决策的发展和形成是一个漫长的过程，从特殊事件和经验的角度而言，每个人的人生都是独一无二的。个人所经历的生涯事件的差异会对职业决策产生影响，这体现在不同性别、年龄及教育背景等方面。

（3）**个人即时状态**：要做出有效的决策，就必须保证在决策中身体、情绪和精神状态都处在最佳状态。在决策过程中会面临诸多障碍，这些障碍会影响即时决策。职业决策最终定位在行动执行上，职业目标的设定、执行力受职业规划观念的影响和制约，同时又反过来影响职业决策方式。目标的设定是否合理和有效，以及目标的执行力是否高效，这些因素都会影响个人的职业选择。

#### 2. 影响职业生涯决策的外在因素

（1）**家庭和成长环境**：学生的家庭成员尤其是与学生关系密切的人，最有可能干扰决策的有效性。每个人成长的环境对职业生涯发展都有重要影响。首先，教育方式的不同，造成他们认知世界的方式不同；其次，父母的职业是学生最早观察模仿的角色，学生也会得到父母职业技能的熏陶；再次，父母的价值观、态度、行为、人际关系等对个人的职业选择起到直接或间接的影响。

朋友、同龄人的影响也是非常大的，他们的职业价值观、职业态度、行为特点等不可避免地会影响到个人对职业的偏好、选择从事某一类职业的机会和变换职业的可能性等方面。

（2）**社会环境**：社会环境中流行的工作价值观、政治形势、产业结构变动等因素，无疑都会在个人职业选择上留下深深的烙印。不同的社会环境给予个人的职业信息是不同的。宏观上，社会的、经济的、历史的和文化的力量都能够干扰个人有效决策的制订。

现阶段，我们面临的是一个知识经济社会。大学生对相关职业信息的搜集，对日新月异的职业环境的了解，都会影响其对未来职业世界的观念。同时，用人单位对大学毕业生的需求、知识技能要求、专业在社会中的具体发展状况等，也都是影响大学生职业生涯决策的因素。大学生需要在用人单位的需求和自己的具体情况之间不断地评估、预测、调整。

## 二、职业生涯决策的方法

职业生涯决策是职业生涯规划中的前导部分，决策制订的可行性与否，直接决定着职业生涯规划是否成功。社会在持续变化，职业世界在不断变动，现阶段的大学生需要学习职业生涯决策的方法，培养职业生涯决策的能力，克服困难去实现职业生涯决策目标。

### （一）SWOT分析法

SWOT分析法是将与研究对象密切相关的各种主要内部优势因素、弱势因素、

ER 5-4

运用SWOT
分析法进行
职业生涯
决策的案例

机会因素和威胁因素，通过调查罗列出来，并依照一定的次序按矩阵形式排列起来，然后运用系统分析的思想，把各种因素相互匹配起来加以分析，从中得出一系列相应的结论，是个体"能够做的"（即个体的强项和弱项）和"可能做的"（即环境的机遇和挑战）之间的有机组合。

个人对自己进行深入的自我反思，分析自己的性格特质以及身处的环境中存在的优点和缺点。同时，个人对未来可能出现的机会和自己职业生涯可能遇到的挑战进行预测。此举就像是在问自己："我现在身处何处？"换个表述方式："我现在站在哪里？"

### 1. 知己——自我优势分析

（1）你曾经做过什么？即你已有的人生经历和体验，如在学校期间担当的职务、曾经参与或组织的实践活动、获得过的奖励等。这些可以从侧面反映出一个人的素质状况。在自我分析时，要善于利用过去的经验，推断未来的工作方向与机会。

（2）你学习了什么？在学校期间，你从学习的专业课程中获得了什么？专业在一定程度上决定你的职业方向，因而尽自己最大努力学好专业课程是生涯规划的前提条件之一。

（3）你最成功的是什么？你可能做过很多事情，但其中最成功的是什么？为何成功？是偶然还是必然？通过分析，你可以发现自我性格优越的一面，譬如坚强、果断，以此作为个人深层次挖掘的动力之源和魅力闪光点，这也是职业规划的有力支撑。

### 2. 知己——自我劣势分析

（1）**性格弱点**：一个独立性强的人会很难与他人默契合作，而一个优柔寡断的人很难担当企业管理者的重任。对于自己的弱点，要有正确的认知，尽量寻找弥补、克服的办法，使自我趋于完善。

（2）**经验或经历中所欠缺的方面**：也许你曾多次失败，就是找不到成功的捷径。需要你做的某项工作，之前从未接触过，这都说明经验的欠缺。欠缺并不可怕，怕的是自己还没有认识到，而一味地不懂装懂。

### 3. 知彼——外部机会分析
个体不可控但可以利用外部积极因素：就业再教育的机会；专业领域急需人才；提高自我认识、设置更多具体的工作目标带来的机遇；专业晋升的机会；专业发展带来的机会；职业道路选择带来的独特机会；地理位置的优势；强大的关系网络等。

### 4. 知彼——外部威胁分析
个体不可控但可以使其弱化的外部消极因素：就业机会减少；由同专业的毕业生带来的竞争；具有丰富技能、经验、知识的竞争者；名校毕业的竞争者；缺少培训、再学习造成的职业发展障碍；工作晋升机会十分有限或者竞争激烈；专业领域发展有限；部分医院不再招聘与你同等学力或专业的员工等。

外因是变化的条件，内因是变化的依据。既知己又知彼，职业设计就有了成功的基础。未来发展往往不能离开历史的演变，从历史的足迹中探寻未来的步伐，我们在职场中就一定能够成功。

运用系统的综合分析方法，将排列与考虑的各种环境因素相互匹配起来加以组合，得出一系列生涯发展规划的可选择对策。这些对策包括：①最小与最小对策（WT 弱点 - 威胁对策），着重考虑弱点因素和威胁因素，目的是努力使这些因素都趋于最小。②最小与最大对策（WO 弱点 - 机会对策），着重考虑弱点因素和机会因素，目的是努力使弱点趋于最小，使机会趋于最大。③最大与最小对策（ST 优势 - 威胁对策），着重考虑优势因素和威胁因素，目的是努力使优势因素趋于最大，使威胁因素趋于最小。④最大与最大对策（SO 优势 - 机会对策），着重考虑优势因素和机会因素，目的是努力使这种因素都趋于最大。

### （二）生涯决策平衡单

生涯决策平衡单是心理学中常用的决策工具，经常被应用于问题解决模式和职业咨询中。当我们面临两难的抉择时，通常无法理性地做出决定。生涯决策平衡单可以帮助我们把决策问题简化，将重大问题的思考方向集中到 4 个方面：个人物质方面的得失；他人物质方面的得失；个人赞许与否（个人精神方面的得失）；社会赞许与否（他人精神方面的得失）。

生涯决策平衡单的基本思路是协助个体系统地分析每一个可能的选项，判断分别执行各选项的利弊得失，然后依据其在利弊得失上的加权计分排定各个选项的优先顺序，以执行最优先或偏好的选项。其实施的步骤包括以下几个方面。

**1. 建立生涯决策平衡单**　为了使决策者将所有可能的想法都具体呈现，在生涯决策平衡单中列出个人所考虑的 2~3 个潜在职业。

**2. 判断各维度的利弊得失**　从上面提及的 4 个考察因素中列出个人选择职业生涯考虑的因素，分别对 4 个方面的正面预期和负面预期进行分析，考虑每个因素的得失程度，范围 −5~5 分。

**3. 对每个考虑因素设置权重**　上面各项考虑对每个人的意义不全然等值。为了体现各项目不同程度的重要性，考虑每个选择中这些因素的得失程度，需要对每个项目进行加权计分，每个考虑因素可按照自己的情况设置权重。加权的分数可以采用五点量表，最重要的赋予 5 分，最不重要的赋予 1 分，分别给出分数，然后计分。依分数累计，得出每一职业选择的总分。

**4. 排定各种选择的等级**　为了能综合地对生涯决策平衡单的各种选择方案做最后的评估，可以再审查一下生涯决策平衡单上的项目。同样地，也可以对生涯决策平衡单上的加权计分再进行适当修改，改完之后进行最后加权计分。将这些选择以分数高低排列，其职业选项的优先次序即可作为个人职业生涯决策的依据。

例如，小丽是护理专业的高职学生，进入大三后，她一边实习一边开始考虑自己的未来。如果专升本，还要去外地的学校就读，而且护理专业的专升本竞争十分激烈。如果直接选择求职，到大型综合性医院就职的机会对高职生来说相对较少。为此，小丽决定利用生涯决策平衡单，帮助自己做出选择（表 5-1）。

表 5-1　小丽的生涯决策平衡单

| 考虑因素 | | 毕业求职 | | | 专升本 | | |
|---|---|---|---|---|---|---|---|
| | | 得失 | 权重 | 小计 | 得失 | 权重 | 小计 |
| 个人物质方面得失 | 就业前景 | 1 | ×2 | 2 | 2 | ×2 | 4 |
| | 薪水 | 4 | ×4 | 16 | −2 | ×4 | −8 |
| | 对健康的影响 | −2 | ×4 | −8 | 2 | ×4 | 8 |
| | 未来展望 | 2 | ×4 | 8 | 3 | ×4 | 12 |
| 个人精神方面得失 | 兴趣发挥 | 2 | ×5 | 10 | 4 | ×5 | 20 |
| | 工作对象 | −2 | ×2 | −4 | 3 | ×2 | 6 |
| | 价值观 | 0 | ×5 | 0 | 0 | ×5 | 0 |
| 家人物质方面得失 | 家庭收入 | 3 | ×4 | 12 | −2 | ×4 | −8 |
| | 与家人相处的时间 | −2 | ×4 | −8 | 3 | ×4 | 12 |
| | 与朋友相处的时间 | −3 | ×2 | −6 | 2 | ×2 | 4 |
| 家人精神方面得失 | 家人支持 | −2 | ×2 | −4 | 4 | ×2 | 8 |
| | 家人的荣耀感 | 1 | ×3 | 3 | 2 | ×3 | 6 |
| 合计 | | | | 21 | | | 64 |

上面的案例中，我们通过小丽的生涯决策平衡单可以看出，她对自己的兴趣发挥、未来展望等方面非常注重，因此建议她可以在此分析的基础上做出选择。对于小丽来说，这本来是难以做出选择的问题，但通过生涯决策平衡单逐步量化分析后，就有了参考依据，选择起来就会比较清晰。

通过生涯决策平衡单，我们对比两个不同预期在个人物质方面的得失、个人精神方面得失、家人物质方面得失以及家人精神方面得失 4 个方面的分数差异，同时参考最后的总分可以帮助个人做出选择。一个预期在某部分的分数越高，代表个体在这一方面更倾向于或者适合选择这个预期。这种决策方法操作性强且适用范围较广。

### （三）生涯决策风格类型测试

请利用表 5-2 进行生涯决策风格类型测试。计分方法：选择符合的计 1 分，不符合的不计分。

表 5-2　生涯决策风格类型测试

| 序号 | 情境描述 | 符合 | 不符合 |
|---|---|---|---|
| 1 | 我时常快速地做判断，未加仔细考虑 | | |
| 2 | 我经常因为冲动而行事 | | |
| 3 | 我时常更改我已经做的决定 | | |
| 4 | 在做决定时，我从不预测可能的影响 | | |
| 5 | 我经常不思考就做决定 | | |
| 6 | 我喜欢根据直觉行事 | | |
| 7 | 我做事时不喜欢自己出主意 | | |
| 8 | 我在做事时喜欢有人在身边，随时可以讨论 | | |
| 9 | 我在发现别人的观点和我不一样时，常常感到迷茫 | | |
| 10 | 我很容易被他人的观点左右 | | |
| 11 | 我在被父母、老师或亲朋好友催促做决定之前是不打算做决定的 | | |
| 12 | 我通常把决定的权力交给父母、老师或亲朋好友 | | |
| 13 | 我面对难以做决定的事情时，常常选择置之不理 | | |
| 14 | 当需要做决定时，我就开始紧张和不安 | | |
| 15 | 我在行事时，常常犹豫不决，优柔寡断 | | |
| 16 | 我认为做决定是一种折磨 | | |
| 17 | 为了避免做决定的痛苦，我现在并不想做决定 | | |
| 18 | 我处理事情经常犹豫不决 | | |
| 19 | 我会收集各方面的信息来做决定 | | |
| 20 | 我会对收集来的信息进行对比和分析，列出一些选择方案 | | |
| 21 | 我会权衡各种可行方案的利弊，找出最佳的选择 | | |
| 22 | 我会考虑他人的意见，并结合自己的情况来做出最适合自己的决定 | | |
| 23 | 经过深思熟虑之后，我会明确决定一项最佳的方案 | | |
| 24 | 当确定所选择的方案，我会进行必要的准备工作，并全力去完成 | | |

生涯决策风格类型测试结果见表5-3,得分最高一组代表主要生涯决策风格。

表 5-3　生涯决策风格类型测试结果

| 题号组 | 1~6 题组 | 7~12 题组 | 13~18 题组 | 19~24 题组 |
|---|---|---|---|---|
| 得分 | | | | |
| 决策类型 | 直觉型 | 依赖型 | 犹豫型 | 理智型 |

测验显示你属于哪种类型?喜欢这样的自己吗?你认为如何做可以更完美?

## 第二节　职业生涯目标的设立与实现

**案例导入**

　　小芳,毕业于某医学院校护理专业。从小她就立志成为一名救死扶伤的医务工作者。毕业后,她进入一家综合医院工作,开始了她的职业生涯。热爱护理工作的小芳,对临床护理工作充满激情。工作期间,她通过各种培训和学术会议提高自己的专业技能并完成了本科学业。在职业生涯的第 4 年,小芳报考了护理硕士研究生,毕业后,回到原来的医院继续投入工作。由于她对工作的热情和出色的表现,被任命为总责任护士,协助护士长进行病房护理管理工作。经过多年的努力工作和持续学习,小芳终于在医院新一轮的岗位聘任中,如愿成为一名护士长。她的职业道路得到了认可和肯定,她的案例也鼓舞着身边的护士,激励他们在护理领域中追求卓越并取得成就。

　　**请问:**
　　1. 如何设立自己的职业生涯目标?
　　2. 怎样才能做自己人生的主人?

　　职业发展必须有明确的方向与目标,目标的设定与实现是职业发展的关键,坚定的目标可以成为追求成功的驱动力。研究表明,一个人事业的成败在很大程度上取决于其有无适当的目标,凡是成功的人士都有明确的奋斗目标,那些没有奋斗目标的人一般很难获得成功。因此,一个未来的成功者必定要先学会设定和实现自己的职业生涯目标。

### 一、职业生涯目标的设立

　　人们在职业生涯中总是向往成功,成功与不成功的人主要差别在于成功的人有明确的目的地,可以无数次修改"航行路线",绕过"暗礁险滩",但绝不轻易放弃目标;而不成功的人往往没有明确的目的地,遇到困难就抱怨,只能在"大海上漂泊"。目标的设立对于一个人的成功极其重要。对大学生而言,不设立职业生涯目标,学习、生活就失去了方向和动力,就容易陷入迷茫,难以获得成功。

#### (一)职业生涯目标的含义

　　职业生涯目标是指个人在选定的职业领域所要达到的具体目标,是人在职业领域理想的具体化。大学生设立职业生涯目标能帮助其认识职业发展,减少在就业过程中的盲目性和不切实际的想法。我们应增强自我认知,明确目标,有意识地培养自身的能力,从而更加有效地完成从自我认知到自身实践的转化,实现自己的职业生涯规划目标。

#### (二)职业生涯目标的分解

　　职业生涯目标的分解是根据观念、知识、能力差距将职业生涯长期的远大目标分解为有时间规定的长、中、短期分目标，直至将目标分解为可以采取的具体步骤。目标分解是一个将目标清晰化、具体化的过程，是一个将目标转化成实施方案的有效手段，是一个非常重要的实现目标的方法。

按性质分解，可以将职业目标分解为外职业生涯目标和内职业生涯目标；按时间分解，可以将职业目标分解为人生职业目标、长期职业目标、中期职业目标和短期职业目标。

**1. 按性质分解**　美国职业指导专家施恩最早把职业生涯分为外职业生涯和内职业生涯。外职业生涯规划确定的目标是外职业生涯目标，内职业生涯规划确定的目标是内职业生涯目标。外职业生涯是指从事职业时的工作单位、工作地点、工作内容、工作职务、工作环境、工作待遇等因素的组合及其变化过程，主要侧重于职业过程的外在标记。内职业生涯是指从事一项职业时所具备的知识、观念、心理素质、能力、内心感受等因素的组合及其变化过程。外职业生涯的因素通常由别人决定、给予，也容易被别人否定、剥夺；内职业生涯的因素由自己探索、获得，并且不随外职业生涯因素的改变而丧失。

**2. 按时间分解**　按时间分解是给按性质分解的目标做出明确的时间规定。个人的职业目标按时间划分可以分为人生职业目标、长期职业目标、中期职业目标和短期职业目标。通常跨度：人生职业目标为 10 年以上，长期职业目标为 5~10 年，中期职业目标为 2~5 年，短期职业目标为 1~2 年。

职业生涯目标是以自己的最佳才能、最优性格、最大兴趣、最有利的环境等信息为依据来确定自己的人生目标和长期目标，然后再把人生目标和长期目标进行分化，根据个人的经历和所处的组织环境制订相应的中期目标和短期目标。

长期职业目标和人生职业目标需要个人经过长期艰苦努力、不懈奋斗才有可能实现。确立长期职业目标时要立足现实、慎重选择、全面考虑，使之既有现实性又有前瞻性。大多数情况下，长期职业目标和人生职业目标不是很明确，也不具体，随着环境的变化而变化，所以在制订时宜以勾画轮廓为主。比较理想的是，在确定职业生涯目标后，大学生首先根据个人素质与社会大环境条件确立人生职业目标和长期职业目标。

短期职业目标和中期职业目标更具体，对人的影响也更直接，要能够支持长期职业目标。需要注意的是，短期、中期职业目标既要有阶段性，又要体现出前后连贯性。后期职业目标应该以前期职业目标为基础，并且有所提高。每一个目标都应清楚、明确、现实和可行，不能把短期职业目标看作是一个阶段的终点（图 5-3）。

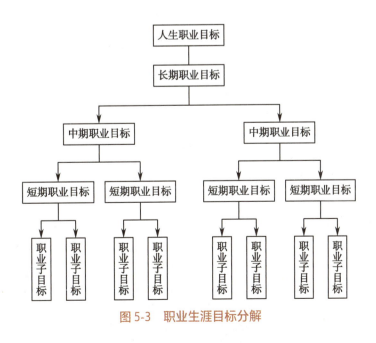

**图 5-3　职业生涯目标分解**

### （三）职业生涯目标设立的指导原则

SMART 是 specific、measurable、attainable、relevant 和 time-based 等 5 个单词的首字母组合。SMART 原则是设立生涯目标时被广泛认可的一种通用原则和方法。

S 代表明确性（specific）：明确、具体的执行方案并不一定会带来必然的成功，但它会让你知道怎样才能成功。处于职业选择阶段的大部分人都知道自己要做什么，比如医学生毕业后到医院就职或选择继续深造等。但是很多人会忽视在这样一个宏大目标下的每一个详细的、明确的步骤所对应的具体实施方案。是否能够拟定明确的方案并遵照执行，往往影响着最终是否能够顺利达到目标。

M 代表可量化性（measurable）：每一个目标的达到，都需要一个个可实现的环节积累形成。这些环节应该尽可能地写出来，变成实际可操作、可沟通、可发展的内容。只有经过缜密的思考，前期把工作内容分解成可以被考量的目标内容，才能使我们达成目标的进程加快。

A 代表可实现性（attainable）：制订的目标和计划不能超出自己或可支配资源的能力范围，否则就会变成不切实际的奢望。在大学学习期间，及时了解和掌握企业就业环境信息以及就业政策，对自身能力进行合理评测、客观评价，有助于改善人职匹配度，解决职业目标的可实现性问题。

R 代表相关性（relevant）：职业发展诉求是否来自自身的真实愿望，是否与自身具有高度的相关性，这些在大学生进行职业生涯规划中尤其重要。一般来讲，大学生刚进入校园，对专业、职业所包含的内容理解程度有限。一个比较稳妥的方式是在入学后接受比较系统的职业发展课程的学习，从发现自我开始，逐步转向专家指导下的自主职业规划的过程。

T 代表时限性（time-based）：每一个美好的计划都需要承载在时间的尺度上，没有时间约束的规划只会是一纸空文。我们给自己的任务设置一个期限，主要是为了提高进程中的时间效率，把宝贵的时间节省出来。

### （四）设立职业生涯目标的注意事项

在设立职业生涯目标时，要充分考虑自身的能力、资源和条件，以及行业的需求和趋势。设定过于理想化或过于超出实际能力范围的目标，可能不切实际并导致不必要的挫败感。因此在设立职业生涯目标时应注意以下几个方面。

**1. 目标要明确具体**　包括所要追求的职位或职业、专业技能、学历要求等。目标就像射击的靶子一样，清清楚楚地摆在那里。我们要干什么，干到什么程度，要有明确具体的要求，是可以衡量和量化的，如薪资水平、职称晋升、项目成果等。目标明确具体不仅指业务发展目标明确具体，而且与之相应的其他目标也要明确具体。比如，学习进修目标、思想目标、经济收益目标、身体锻炼目标等，这些目标也要有明确具体的要求。

**2. 适合自身特点**　不同的人有不同的特点。大学生将目标建立在个人优势的基础上，就能使自己处于主动有利的地位。大学生要选择与自身长处相符或相近的目标。

**3. 长期和短期目标配合恰当**　在职业生涯发展过程中，我们通过短期目标的达成，能体验到达成目标的成就感和乐趣，鼓舞自己为了取得更大的成就，而向更高的目标前进。但是，我们只有短期目标，看不到远大的理想，也会影响理想的激励作用，还会使事业发展摇摆不定，甚至偏离发展方向。

**4. 时间和阶段性**　目标设定要考虑时间因素，确定明确的时间框架和期限。我们应将目标分解为阶段性的里程碑，并设定每个阶段的期限和具体行动步骤。对于事业目标，同一时期目标不宜多，应集中为一个。实现一个目标后，再实现另一个目标。

**5. 持续学习和发展**　设定职业生涯目标不仅是为了达到一个特定的职位或职业，而且作为一名护理人员在职业生涯中持续学习和发展是非常重要的。保持个人学习的态度并适应变化的工作环境能够帮助自己不断成长并实现更高的职业目标。

职业生涯目标是一个动态的过程,可能会随着时间和经验的积累而调整和改变。因此,灵活性和适应性也是设定目标时要考虑的因素。

## 二、职业生涯目标的实现

职业目标制订后,并不是一劳永逸的,在实现的过程中,会受到各种外界环境的局限。要想实现自己的职业生涯目标还必须采取有效的办法与措施。

### (一)滚动计划法

滚动计划法是一种定期修改未来计划的方法。为提高计划的有效性,我们可以采用滚动、连续编制计划的方法。具体方法是根据计划的执行情况和条件的变化,调整和修订未来的计划,并逐期向前移动,把远期与近期计划结合起来,采取近细远粗的办法。当每次制订或调整计划时,我们均将计划期顺序向前推进一期,如此不断滚动,不断延伸,故称为滚动计划。

### (二)PDCA循环法

PDCA循环法是美国质量管理专家戴明提出的,又被称为戴明环。"PDCA"是英文单词plan(计划)、do(执行)、check(检查)和action(调整)的首字母的组合。该循环法有4个阶段:P阶段、D阶段、C阶段、A阶段,也称为"计划阶段""执行阶段""检查阶段""调整阶段"。PDCA循环法是按照这样的顺序进行质量管理,并且循环不断地进行下去的科学程序。

**1.计划阶段** 这个阶段的工作主要是找出存在的问题,通过分析确定改进的目标,确定达成这些目标的措施和方法。

首先,摸清现状。

其次,明确目标与要求。

再次,瞄准问题,找出差距,确定实现目标应关注的主要因素。实现目标的过程是缩小自身同目标之间差距的过程。只有明确自己的能力、知识、观念等现状与所确定的职业生涯目标之间的差距,才可能有的放矢地采取措施弥补差距,保证目标的最终实现。

最后,确定措施。根据存在的问题找出对策,调整分阶段目标与计划。

**2.执行阶段** 按照制订的计划和措施,严格地去执行。在实施过程中,我们会发现新的问题或情况,例如原来制订计划的条件等发生变化,则应及时修订计划内容,以保证达到预期目标。

**3.检查阶段** 在分阶段完成计划时,我们要根据所确定的目标和要求对执行计划的结果实事求是地进行正确的评估。未完全达到目标也没有关系,以后还有改进的机会。

**4.调整阶段**

(1)总结经验,巩固成绩:根据检查的结果进行总结,把成功完成计划的经验和失败的教训纳入自己的信息库中积累起来,以提高工作效率。与此同时,为了更好地提高自己的能力,寻找新的目标,开始新的PDCA循环。

(2)解决问题,转入下一个循环:检查未解决的问题,找出原因,转入下一个PDCA循环中,作为下一个循环计划制订的资料和依据。对于新产生的问题,我们要不断总结经验,坚持改进,就会获得成功。

PDCA循环法的特点是环环相扣、相互促进、不断循环、螺旋式上升和发展。PDCA循环法的4个阶段并非是截然分开的,而是紧密衔接连成一体的,各阶段之间也存在着一定的交叉现象。在实际的工作中,我们往往是边检查边总结边调整计划,不能机械地去理解和运用PDCA循环法。正因为每次循环都有所提高,才使得大学毕业生就业水平不断提高。

请结合个人的职业兴趣、性格特点、目标所处的环境等,仔细思考,通过查阅资料、调查访问、自我评估和他人评估等多种方式,完成职业生涯目标设定表(表5-4)。

表 5-4　职业生涯目标设定表

| 姓名 | | 性别 | |
|---|---|---|---|
| 年龄 | | 专业 | |
| 自我评估 | | | |
| 自我分析 | | | |
| 家人评价 | | | |
| 同学评价 | | | |
| 老师评价 | | | |
| 总结评价 | | | |
| 环境认识 | | | |
| 家庭环境分析 | | | |
| 社会环境分析 | | | |
| 行业环境分析 | | | |
| 目标职业分析 | | | |
| 职业生涯目标设定 | | | |
| 从事行业 | | | |
| 职业发展路径 | | | |
| 短期目标　年(　岁)<br>至　年(　岁) | | | |
| 中期目标　年(　岁)<br>至　年(　岁) | | | |
| 长期目标　年(　岁)<br>至　年(　岁) | | | |
| 人生目标　年(　岁)<br>至　年(　岁) | | | |

**知识拓展**

## 北斗星的引领——人生需要方向

在沙漠中,有一个村庄,非常难以找到。一位学者对此产生疑惑,决定亲自体验,他依靠北斗星走向,经过三天半的艰难跋涉,成功找到了村庄。原来,人们无法找到是因为不懂得北斗星的方向。在沙漠中,没有明确的方向,很容易陷入循环,该村方圆上千公里没有任何指引,所以很难找到。这个故事告诉我们,在人生的道路上,除了勇敢面对困难外,还需要有一个明确的方向。选择正确的方向就像猎手瞄准猎物,使目标变得可能。职业生涯规划就像北斗星一样,指引着我们前进的方向。因此,制订一个科学的职业生涯规划能够让我们的生活更加精彩。

# 第三节　职业生涯发展规划的实施

**案例导入**

　　小园是一名护理院校学生，她对护理这个职业充满热情。在大学期间，她在学业上取得了卓越的成绩，多次获得校奖学金并获得了多项荣誉。在学习之余她还经常参加大学生暑期社会实践活动、青年志愿者活动、公益劳动和环保活动。在社会实践活动中，她不断思考和反思，发现自身的不足，寻找成长的机会，努力提高综合素质，提升专业能力。她希望通过临床护理工作不断提升自己的护理技能和管理能力。小园对未来的职业规划是成为一名优秀的护士长，为更多的患者提供优质的护理服务。同时，她也计划在工作之余继续深造，进一步丰富自己的专业知识、提升技能，争取为护理事业作出贡献。

　　**请问：**

　　1. 如何制作一份适宜的职业生涯规划书？

　　2. 撰写职业生涯规划书的注意事项有哪些？

　　职业生涯规划是一个完整的过程，包括个人结合自身情况及眼前机遇和制约因素，为个人确定最佳的职业奋斗目标，选择职业发展道路，确定教育、培训和发展计划，并为个人实现职业生涯目标而确定行动方向、行动时间和行动方案。职业生涯规划方案，也叫职业生涯规划书，是用文字、图片或其他形式将职业生涯规划中已确定的想法、步骤等展示出来形成方案。因此职业生涯规划方案，既是行动指南，也是行动依据和备忘录。

## 一、职业生涯规划书的制作

　　对每个人来说，职业生命是有限的，如果不进行有效的规划，势必会造成时间的浪费。因此，在这个瞬息万变的时代里，想要获得成功，就要及早做好个人职业生涯规划。有了目标，才有动力。

### （一）职业生涯规划书的基本格式

　　**1. 表格式**　表格式职业生涯规划书简洁明了，一般包括职业目标的说明、各阶段规划任务与发展策略。这种格式的规划书更适合用于阶段任务的提示和长期规划。

　　**2. 条例式**　条例式职业生涯规划书是将职业生涯规划的各项内容用文字罗列出来。这种格式的规划书清楚明白，简单易行，但表述简单，缺乏详细的材料分析和评估，规划过程的逻辑性和说理性不强。此种格式的规划书较适用于制作中期规划。

---

### 条例式职业生涯规划书

　　**一、个人评估**

　　1. 自我评估　我认为我善于与人沟通，富有同情心，而且注重自身动手能力的培养。我现在还是一名在校就读的护理专业学生，学校注重实际操作能力的培养，我受益良多。我认为我会学到更多的护理知识。但是，我的理论知识欠缺，还需要阅读大量的课外书籍，丰富自身理论知识，以更好地适应市场竞争。

　　2. 评估结果

　　（1）自我评价

　　1）优点：善于与人交往，个性开朗，容易感染他人。

　　2）缺点：办事不够细心，个性直率，带点冲动。

---

（2）家人评价

1）优点：关心他人，有善心，动手能力较强。

2）缺点：做得总比想得快，往往做无用功，有时脾气太暴躁。

（3）老师评价

1）优点：关心集体，善于与同学交流，喜欢帮助人。

2）缺点：做事不够细心，发起火来脾气有点暴躁。

（4）同学评价

1）优点：很好的聊天对象，可爱善良。

2）缺点：不喜欢麻烦事，有时候性子太急。

小结：通过各项分析，我了解了自己职业能力上的优点与缺点。我语言表达能力优秀，但细心程度不够，记忆能力不足，应多读书多记忆，增强理论知识。

3. 自身发展条件

（1）家庭分析：家里主要是以父母做小生意来维持生活，经济水平和生活条件一般，但全家人过得很开心，是一个团结和谐的家庭。爸爸很严厉，但通情达理，妈妈从不唠叨。

（2）学习基础：中上水平。所有科目中，英语成绩较差。因此，为了提升英语成绩，我坚持"多听""多读""多写"，相信通过努力，英语成绩会不断提高。

（3）学校环境分析：学校有悠久的历史，良好的校风、教风和学风，优美的生活学习环境，丰富多彩的校园文化氛围。

二、职业分析

1. 社会一般环境　中国经济持续发展。在全球卫生事业发展迅速的形势下，中国卫生事业也在突飞猛进地发展，所以我国高素质的医学人才辈出。

2. 卫生职业特殊社会环境　中国的卫生事业的发展需要更多高素质、高技术、高能力的医学人才，特别是临床经验丰富的医护人才。

3. 行业环境分析　就中国医疗体系中的医护比例而言，中国仍需要大量的临床护理工作者，临床护士的市场需求较大，对于具有丰富的理论知识、扎实娴熟的技术的临床护士更是急需。

三、确定目标及制订计划

根据自己的兴趣和所学专业，我在未来应该会向护理和英语两方面发展。围绕这两个方面，本人特对未来做初步规划如下。

1. 学业有成期（2024—2027 年）　充分利用校园环境及条件优势，认真学好专业知识，培养学习、工作、生活能力，顺利完成实习，全面提高个人综合素质，并为就业做好准备。

2. 熟悉适应期（2027—2030 年）　利用 3 年左右的时间，经过不断地尝试努力，初步找到适合自身发展的工作环境、岗位。

完成主要内容：

（1）学历、知识结构：提升自身学历层次，通过自学考试等方式从专科走向本科，专业技能熟练。考过英语等级考试，开始接触社会、工作、熟悉工作环境。

（2）个人发展、人际关系：主要做好职业生涯的基础工作，加强沟通，虚心求教。

（3）生活习惯、兴趣爱好：适当交际的环境下，尽量形成比较有规律的良好个人习惯，并参加健身运动，如散步、跳健美操、打羽毛球等。

3. 事业上升期（2030 年以后）　在单位努力工作，虚心求教，不断拼搏创新，取得成绩，工作步步高升。努力学习、进修、晋升职称并获取一定的临床经验。

**四、职业差距**

1. 护理基础知识不是太扎实，英语基础较差，离目标还有一定的距离。

2. 做事情的反应不够敏捷，对于动手能力的训练还有待提高。

3. 对于技术比较生疏，缺乏创新能力，适应能力较差。

**五、缩小差距的方法**

1. 利用今后的在校时间，为自己补充所需的知识和技能。其包括参与社会团体活动、广泛阅读相关书籍、选修、旁听相关课程、报考技能资格证书。

2. 充分利用毕业前的实习时间，把相关的技术进一步巩固，并且不断地学习新技术，丰富自我。锻炼自己的注意力，在嘈杂的环境里也能思考问题，正常工作。

3. 在校期间多和老师、同学讨论交流，毕业后常参加一些交流会、联谊会等，不断积累经验，向其他人"取经"。充分利用自身的工作条件扩大社交圈，广泛学习。

**六、反馈与调整**

计划固然好，但更重要的是具体实践并取得成效。根据实际情况，把握准方向，及时调整。

**3. 复合式** 复合式职业生涯规划书是将表格式与条例式进行综合的方案，优点是可以根据内容需要，选择合适的方式进行呈现。缺点是内容相对简单，当规划书内容较多时则不易进行内容取舍，要求撰写人有较强的文字提炼和表格设计能力。此种格式的规划书适用于制作中期、短期规划。

**4. 阐述式** 阐述式职业生涯规划书是指按照一定逻辑顺序，深入全面地阐述自己职业生涯规划内容的文字方案。这种方案通常不受格式和字数限制，可以根据个人需要，通过对自身条件、职业认知以及职业目标的定位分析来深刻说明职业生涯规划书的依据，从而对个人职业生涯发展预期进行全面而详尽地分析和阐述，以充分反映规划主体的内在思考过程。

**(二) 职业生涯规划书的主要内容**

职业生涯规划书是对职业生涯规划的书面化呈现，不仅能展现护理、助产专业学生的宏观职业生涯规划，还能对具体的学习和工作起到指导及鞭策作用。职业生涯规划书的基本内容主要包括以下几个方面。

**1. 扉页** 包括题目、姓名、基本情况介绍、规划年限、年龄跨度、起止时间。其中规划年限不分长短，可以是半年、3 年、5 年，甚至是 20 年，视个人的具体情况而定。建议大学生职业规划年限为3~5 年。

**2. 自我分析** 一个有效的职业生涯规划书必须是在充分且正确认识自身条件的基础上进行的。大学生要审视自己、认识自己、了解自己，做好自我分析，包括分析自己的兴趣、特长、性格、学识、技能、智商、情商、思维方式等。既要弄清我想干什么、我能干什么、应该干什么，又要弄清楚在众多的职业面前我会选择什么职业等问题。职业生涯规划书中可包括以下内容。

(1) 我的职业倾向分析。

(2) 我的职业价值观判断。

(3) 我的性格评估。

(4) 我的能力盘点。

(5) 个人经历回放。

(6) 自我分析与评估总结。

**3. 环境评估** 职业生涯规划还要充分认识与了解相关的环节，评估环境因素对自己职业生涯发展的影响，分析环境条件的特点和发展变化情况，把握环境因素的优势与限制。了解本专业、本行业的地位、形势以及发展趋势。职业生涯规划书中可包括以下内容。

(1) 社会环境分析。

(2) 学校环境分析。

(3) 家庭环境分析。

(4) 行业环境分析。

(5) 组织环境分析。

(6) 职业分析。

(7) 岗位分析。

(8) 环境分析结论。

**4. 职业定位**　是为职业目标与自己的潜能以及主客观条件谋求的最佳匹配。良好的职业定位是以自己的最佳才能、最优性格、最大兴趣、最有利的环境等信息为依据的。这个规划环节包括确定职业方向、各阶段职业目标和总体目标、职业发展路径等内容。职业生涯规划书中可包括以下内容。

(1) 明确可选的职业目标。

(2) 职业评估与决策。

(3) 职业生涯路径设计。

(4) 职业定位结论。

**5. 职业生涯实施计划**　大学生要制订实现职业生涯目标的行动方案，要有具体的行动措施来保证。没有行动，职业目标只能是一种空想。要制订周详的行动方案，以逐步缩小差距实现各阶段目标，更要注意去落实这一行动方案。职业生涯规划书中可包括以下内容。

(1) 长期、中期、短期职业生涯规划。

(2) 各阶段计划的分目标、计划内容（专业学习、职业技能、职业素养）。

(3) 计划实施策略。

**6. 评估与反馈**　职业生涯规划是一个动态的过程，必须根据实施结果的情况以及变化进行及时的评估与修正。整个职业生涯规划要在实施中去检验，看效果如何，及时诊断生涯规划各个环节出现的问题，找出相应对策，对规划进行调整与完善。

(1) 可能存在的风险。

(2) 预评估的内容。

(3) 风险应对方案。

### （三）撰写职业生涯规划书的注意事项

**1. 资料翔实，有理有据**　收集资料有多种途径，可通过个别访谈、实地调查、图书摘录、网络下载等方式获取资料，并多运用图表数据来说明问题，以提高资料来源的可信度和说服力。

**2. 目标明确，分析到位**　撰写职业生涯规划书应围绕论述的中心展开，目标不能过于理想化，应合理运用测评理论与知识对自己进行检测，认真审视并思考测评报告，科学分析职业方向。

**3. 措施可行，规划科学**　针对职业目标制订的措施一定要具有可行性，最好制订出长期、中期、短期计划，并拟定详细的执行方案。职业生涯规划书要在科学分析的基础上制订，并根据实施效果不断进行调整。

**4. 格式清晰，图文并茂**　职业生涯规划书的撰写要体现完整性、层次性、逻辑性。文字配合图表共同阐述问题，这样才会使内容更具有说服力，增强感性认识，便于理解。职业生涯规划书应有自己的风格和特色，无论是行文的风格、叙述的方式、文案的设计，还是职业目标的选择、职业路线的设计等，均应彰显自己的个性与特色。

**5. 结构紧凑，条理清楚**　当撰写职业生涯规划书时，我们要密切关注文章的结构和重心所在，对规划内容进行分析阐述时，必须紧紧围绕职业目标这条主线展开，使行文结构紧凑，从而体现论述的逻辑性和连贯性。语言朴实简洁，用词精炼准确，行文流畅，条理清楚。

## 二、职业生涯规划的管理

规划是很多人的强项，执行却是很多人的软肋。很多人往往在设计职业生涯规划时满腔热情，执行起来却举步维艰。因此，我们要学会管理自己的职业生涯规划，在执行中不断反馈与调整，一步一个脚印，踏踏实实地去完成，才能实现自己远大的理想。

### （一）职业生涯规划的执行

**1. 生涯管理，行动第一**　执行力是有效利用资源保质保量完成任务的实践能力，是贯彻战略意图、达成预定目标的综合能力。提高职业生涯的执行效果，一方面我们要有明确的目标、细致的计划、合理的流程、科学的考评、到位的监督，另一方面通过加强学习和实践锻炼来增强自身素质，提高生涯规划执行力。

（1）**摆正心态，积极进取**：大学生要注意培养自己的执行力，克服懒懒散散、办事拖拉的坏习惯，以及随波逐流、不思进取的心态，养成雷厉风行、干脆利落的良好习惯，努力做到事半功倍。

（2）**争分夺秒，提高效率**：生涯行动要树立"立即行动、马上就办"的工作理念，大学生要有效地管理时间，立足一个"早"字，落实一个"快"字，把握生涯规划执行进度，做到分秒必争、抓紧时间、加快节奏、提高效率。

（3）**专注执行、专心执行**：生涯进程中会有很多诱惑性因素导致执行不力，计划失败。我们要专注于生涯目标，专心做能达成目标的事。避免外界干扰因素，我们尽量不分心。

（4）**严谨务实，注重效果**：天下大事必作于细，古今事业必成于实。应注重细节，一件件抓落实，一项项抓成效。每完成一项任务我们要及时记录，及时总结反馈，把成功的经验积累起来，积小胜为大胜。

（5）**锤炼意志，坚决执行**：在校期间，大学生不仅要学习理论知识，培养技能，还要参与各种校园活动，以及娱乐及社交需求。为了执行生涯规划，大学生通常需要挤出时间，甚至要牺牲休息娱乐的时间，有时候会导致身体很累、心情不好，所以执行生涯规划需要强烈的责任心和顽强的毅力，否则计划很难得到落实。我们要把工作标准调整到最高，精神状态调整到最佳，自我要求调整到最严，尽心尽力、不折不扣地执行自己的职业生涯规划。

**2. 加强生涯执行监控**　缺乏对执行过程的跟踪与监控，任何人都可能偷懒，尤其是对于上进心不强的人。生涯执行监控，可以发现计划的问题，可以检查计划的落实，还可以有针对性地提出解决方案。

（1）**自我监控**：把任务方案和执行计划表存入电脑文件，并贴在床头或写在日历上，时刻提醒自己不要忘记重要的任务及时间表。定期对照计划表清单如实记录任务完成情况，监督执行进度。如有延迟马上分析阻碍因素，反思自己是否在努力学习专业知识和职业技能，是否在努力培养各种能力，是否在全力以赴，是否能持之以恒并逐一化解各种困难。监督自己，控制职业生涯行动始终围绕目标发展。

（2）**借助外力监控**：我们可以让老师、同学、家人或朋友对自己的职业生涯规划执行情况进行监督，与大家分享自己的职业生涯规划及执行情况，可以集中集体的智慧，帮助设计最佳的策略和方案。同时，我们也可以借助外力对自己进行约束，增加责任心和激励力量，以此来认清自己在职业生涯进程中的优势和劣势、长处和短处，达到取长补短，用最佳的方法实现职业生涯规划。

### （二）职业生涯规划的反馈与修订

**1. 职业生涯规划的反馈**

**（1）反馈的内容**

1）职业目标评估反馈：如果目标与结果出现较大的差距，首先要看目标是否恰当，评估其设定过高还是过低。

2）职业策略评估反馈：如果目标没有问题，就要看行动方案与目标的匹配度。同样是参加应聘，为什么别人能够成功，自己却屡战屡败呢？这时我们就需要重新考虑一下，到底是因为自己的知识和能力没有达到这些单位的要求，还是自己的面试方式有问题，没有注重面试技巧的研究。

3）执行力评估反馈：目标和职业策略都没问题的话，就要看看执行力是否足够。

4）其他因素评估反馈：不可抗拒的因素导致了最终失败，比如健康状况不好、家庭突然发生变故或者就业政策的调整等。

**（2）反馈的途径**：大学生对职业生涯规划做出评价反馈，主要有自我评价反馈、集体评价反馈、教师评价反馈 3 种形式。其中自我评价反馈是评价职业生涯规划的基础；集体评价反馈是完善职业生涯规划的保证；教师评价反馈是再次修订职业生涯规划的导向。

**2. 职业生涯规划的修订**　从某种意义上讲，规划的实施过程是缩短梦想与现实之间差距的过程，为了更好地实现目标，我们要探析差距类型，并对原有的实施方案进行有效的修订。

**（1）差距类型探析**：差距是一个人职业素质的现状与职业生涯目标实现所需职业素质要求的差距，包括观念、知识及心理素质差距。

1）观念差距：观念是对客观事物的一种价值观，不同的观念会影响不同的行为方式，人的行为总是为了捍卫自己的观念。在职业生涯规划中，受各种因素影响，人的观念可能存在落后于现实的方面，形成观念差距。

2）知识差距：由于人的时间、精力有限和人类知识量的迅猛增长，两相比较，任何人都难以成为百科全书式的博学家，知识的差距便日益呈现出来。

3）心理素质差距：心理素质涉及一个人的毅力、面对变故和挫折时的心理承受能力、情绪智力等。面对外界的激烈竞争，个人的应对能力具有差异性，这便使部分人在心理素质方面表现出不符合职业生涯发展需求的素质，进而产生差距。

**（2）缩小差距的方式**：在了解自身条件和差距的情况下，规划者必须寻找缩小差距的适当方法并制订实施方案。缩小差距的方法主要是培训法、交流法以及实践法。

1）培训法主要是根据目标分解和能力差距制订培训的内容、时间、地点、方式等。

2）交流法是为缩小差距而选定交流的主题、对象及方式等，通过交流获得新知识。交流对象可以是多层次、多类型的，方式可以是正式或非正式的。规划者当参加交流时，需要心态平和，聆听别人的见解。

3）实践法是缩小差距的最直接方法，在实践中应该争取改变工作内容或方法，着重处理自己能力较差的工作。同时，在实践的过程中也会出现差错，这也是我们发现问题、总结经验、重新调整的机会，从而达到与目标相契合。

此外，除了对职业生涯目标进行有效的“差距性”弥补之外，规划者还应对职业生涯进行调整，以获得的反馈信息为起点，不断调整目标、时间和方法，达到目标与实际相符，最终实现职业生涯规划的目标。

（田　薇）

**思考题**

大学生要使职业生涯规划行之有效，就需要对其规划进行评估与反馈。为了对职业生涯规划做出有效地修正与评估，请完成以下任务。

1. 请同学更深一层地回答下述问题。

（1）这个工作将给你提供一个测试自我的机会吗？你真的能干这项工作吗？你能顶住有关的真实情况所造成的压力吗？你将如何应对这个工作给自己带来的焦虑和紧张？你擅长这项工作

吗？你喜欢它吗？

（2）你值得这么干吗？你有机会显示自己的长处吗？你能做出一定的贡献吗？你的才能会受到赏识吗？

（3）你会取得一种均衡生活吗？你有时间满足个人的兴趣吗？职业会给你带来力不从心的感觉吗？

（4）你在组织中的成员资格会符合自己的理想，强化个人的自我意向吗？你会为自己与这种职业或组织结构融为一体感到骄傲吗？

2.请全方位对自己的职业生涯发展情况进行评估，完成下面表格（表5-5）。

表5-5　职业生涯发展情况评估表

| 项目 | 分数 | 自我评价 | 同学评价 | 老师评价 | 平均分 |
| --- | --- | --- | --- | --- | --- |
| 生涯目标 | 10 | | | | |
| 生涯路线 | 10 | | | | |
| 生涯策略 | 10 | | | | |
| 执行情况 | 20 | | | | |
| 总分 | 50 | | | | |

通过以上评估反馈，你对自己职业生涯发展情况满意吗？如果满意，请介绍几条经验；如果不满意，请进一步总结，为生涯发展修订调整给出建议。

ER 5-5

练习题

# 第六章 | 提升职业能力

ER 6-1 教学课件　ER 6-2 思维导图

## 学习目标

1. 掌握自我管理、团队合作及职业沟通能力的具体内容。

2. 熟悉职业能力的定义、要素及构成。

3. 了解职业能力对职业发展的影响。

4. 学会提升自我管理能力、团队合作能力及职业沟通能力的方法。学会提升自我职业能力的技巧。

5. 具有为将来投身于护理事业而提升职业能力的使命感与自豪感。

## 案例导入

小宋,某高职院校护理专业的学生,通过三年的不懈努力,毕业后成功应聘进入某省会城市三甲医院,成为一名手术室护士。

小宋从大一开始,认真学习每一门专业课程,勤学好问,锤炼技能,不仅理论成绩名列前茅,而且参加省级护理技能大赛荣获一等奖。通过医院见习等途径,小宋深知要想胜任护理工作还需要提升其他方面的能力。于是,她积极参加学校的各种文体活动,锻炼自己的沟通表达能力并报名成为所在城市的马拉松志愿者,提升自己的团队合作能力。在校期间,小宋先后被评为校级"优秀班干部""三好学生""星级护生""优秀团员"等。

**请问:**

小宋是如何在大学期间提升职业能力的?

## 第一节　职业能力

随着人们健康意识的加强,社会对护理专业人员的需求量会越来越大。同时,伴随着医疗、护理技术的飞速发展,人们对护理的要求也越来越高。在这样的环境下,大学生要想更好地生存和发展,就必须提前做好充分的准备。因此,大学生在大学阶段加强自身综合素质发展变得尤为重要,特别是与岗位需求对接进行职业能力的培养。

## 案例导入

小青为某高等职业院校护理专业的学生,在校期间学习刻苦认真,成绩优异,专业技术过硬,毕业后顺利进入某三甲医院的心内科工作。

开始参加工作的一段时间,小青在临床实践过程中遇到一些困难,比如因为性格偏内向,沟通能力欠佳造成的护患之间、同事之间的误会等，小青很是困惑，一度怀疑自己能否胜任护理岗位。但后来在护士长的耐心指导和同事的帮助下，小青逐渐变得大方开朗，乐于助人，善于沟通，工作也得到大家的一致肯定。

**请问：**
小青是否能够胜任护理工作？

## 一、职业能力的定义与要素

职业能力是任职者的自身条件符合工作所需的相关要求从而能够完成工作的能力。若任职者的职业能力不达标则会因能力的限制而不具有上岗资格，无法完成岗位的工作任务，不能胜任工作。因此在大学阶段培养学生的职业能力，能够提高大学生就业能力，促进大学生就业，稳定社会的发展。

ER 6-3

护士的职业
能力

### （一）职业能力的定义

**1. 职业能力** 是工作能力以及效率的一种衡量标准，具体是指在职业活动或情境中，个体将所学的知识、技能和态度进行类化、迁移和整合形成的完成工作的能力。例如，如果一个人想要成为一名杰出的记者，首先要具有的能力是可灵活地使用文字进行相关表述，其次还应具备敏锐的社会洞察力，高度的社会责任感、社会正义感，丰富的知识和一个强健的体魄。

**2. 护理职业能力** 是在护理工作或情境中，护士能够将所学的知识、技能和态度进行迁移和整合完成护理患者的多种能力的综合。例如，一位护士只具有护理学的理论知识、技能及为患者服务的良好态度是不够的，还必须具有良好的语言表达能力，与患者进行沟通的能力以及遇到临床问题时，具备分析问题、解决问题的能力等。

---

**知识拓展**

### "大健康"与"大护理"

《"健康中国 2030"规划纲要》提出的"共建共享、全民健康"观念赋予了护理专业新的内涵，将医疗卫生的关注点从治疗发作性疾病的疾病模式逐渐转变为保健护理模式，即护理专业的内涵从"以患者为中心"转变为"以人的健康为中心"，更加关注生命全周期、健康全过程。

在健康中国建设的背景下，医疗卫生服务行业发展对护理人才需求呈现出多样化、宽领域、精细化、高素质的趋势，护理人才培养逐渐向"专业化、职业化"聚焦。

专业的护理服务将逐步从医疗机构向社区、家庭、养老及母婴护理等机构拓展，将护理服务内容向母婴保健、儿童成长、膳食营养、康复促进、健康指导、慢病管理、医养结合等方面延伸。

---

### （二）职业能力的要素

职业能力主要包含 3 个基本要素。

**1. 任职资格** 是指为了保证工作目标的实现，任职者必须具备的知识、技能、能力和个性等方面的要求。所有的工作都会对应自身工作所需要的特别的任职资格，如记者要具备娴熟的文字表达能力，护士必须具备护理患者的专业技术能力，这个具体体现在每个职业（岗位）的任职资格要求中。

**2. 职业素质** 是指劳动者对社会职业了解与适应能力的一种综合体现。其具体表现为人品和思想等内在品德与素养，而工作意识、职业规划以及人际交往等因素也归于此范畴。职业素质具体可分为先天职业素质和后天职业素质：先天职业素质是指出生便具有的自身特征，其来自父母双亲的遗传，具体体现在身体感官以及神经系统等生理方面；后天职业素质，其形成主要是因为周围环境带来的影响。影响职业素质的因素有很多，具体包括受教育程度、所处环境、工作经历和自身条件等。

**3. 职业生涯自我管理能力**　是指步入工作岗位之后具备的能力。其表现为内省能力、职业挑选能力、探究信息能力、整合与利用资源能力、规划和转换职业能力以及适应职业环境和职业发展周期冲突的能力等，表现在积极承担了相应的工作责任。

## 二、职业对从业者能力的要求

### （一）职业能力的构成

职业能力是将多种能力进行整合概括出来的标准，其在一般情况下被具体划分为3种：一般职业能力、专业能力、综合能力。

**1. 一般职业能力**　主要包括一般的学习能力、表达能力、逻辑运算能力、空间辨识能力、颜色分辨能力以及肢体协调能力等。所有的职业活动都与人际交往脱不开关系，因此，协作发展和人际交往能力也是必备的能力。除此之外，我们工作的职业环境在不断地变化，需要我们有良好的环境适应能力以及遇到挫折时较强的心理承受能力。

**2. 专业能力**　是指从事某一特定职业应具备的某种特殊能力，由于职业的工作内容各有所异，因此所需要的专业能力也不尽相同。求职时，招聘方最注重的是求职者拥有能处理好此职业相关工作的专业能力。例如，应聘护士工作，招聘者会重点考察求职者拥有提供高质量的护理服务的相关能力。

**3. 综合能力**　是指国际上普遍注重培养的关键能力。其主要内容包括提供职业知识和技能的能力、分析和解决问题的能力、信息接收和处理能力、经营管理的能力及持续性发展的能力。

（1）**跨职业的专业能力**：主要包含工作方式和方法、工具认识及使用、材料的处理三方面。

（2）**方法能力**：具有处理信息的能力、规划工作的能力、独立做决定的能力以及良好的心理承受能力，同时要学会在困难和错误中不断反思从而进一步提高自身能力。

（3）**社会能力**：一个人的合作沟通以及人际交往能力。在工作的时候，可与他人共同合作完成工作，在评价他人时切实做到公正并且客观，自身具备优良的判断能力以及自觉性等，这样才可以在从事工作的过程中不断提升自己。

（4）**个人能力**：工作认真负责且注重细节的职业人格等。

### （二）职业能力培养途径

**1. 学习专业知识**　专业知识与所从事的职业密切相关，具有一定的针对性、适用范围，涵盖专业理论以及专业技术等方面的知识。专业能力在职业能力中占据了极其重要的地位。随着职场的不断发展，一个人从事每项工作均需要具备优秀的专业能力，否则就不能很好地完成工作。一个人的专业能力与其在工作中所发挥的作用紧密联系，且二者呈正相关。那么，大学生应通过什么样的渠道来培养、发展自身的专业能力呢？

（1）**认真学习专业课程**：是提升职业能力最根本的措施。在应聘时，学习和掌握专业知识的能力是大多数招聘者极其看重的方面。优良的成绩是专业型用人单位挑选员工时的首要考虑因素。现阶段社会，复合型人才仍具有很大的需求，若毕业生在专业能力的基础上还具备合理的知识结构，则会在应聘工作时具有很大的优势。

（2）**不断提高自己理论研究的相关能力**：在学习研究专业理论时，只进行课程学习是远远不够的，现代技术飞速发展，社会知识更新迅速，在以后的工作中只有不断地学习更深的专业知识才能满足工作岗位的需求。

（3）**专业实践**：护理的专业实践是护理专业的大学生将所学的理论知识应用到临床实践为患者提供护理服务的过程。在临床实践过程中，个人的理论知识得到不断的强化，护理技能得到不断地提高，职业道德在潜移默化的护理工作中得到培养。专业实践为毕业后的就业打下了坚实的基础。

综上所述，通过认真学习专业知识来提高专业能力会使个人在职场竞争中具有很大的优势。

**2. 通识知识的学习** 通识知识是指一般情况下，在工作、进行与工作相关的生活以及学习等方面必须具备的基础知识。其可为工作的开展奠定一定的基础，适用范围极其广泛。随着职业岗位要求的不断提高，当下的从业人员需要具有更完备的专业知识和更加过硬的工作能力才能辅助工作顺利开展。通识知识对形成一个人的专业能力具有极其重要的作用，因此为了能更好地适应工作的需要，大学生必须努力学习通识知识提高各方面综合能力。具体方法如下：

（1）**不断积累知识**：一个人所具备的知识深浅程度直接决定了其能力。大学生在校学习期间需要勤学苦练，努力汲取更多的知识，这样才能为能力的发展提供良好的基础，为今后就业做好准备。

（2）**社会实践**：社会实践对能力的培养具有一定的积极促进作用。一定要多多参与到实践中，才能够培养和不断发展自身的能力。

（3）**适当地发展个人兴趣**：兴趣在一定程度上能够激发人的潜能。成功人士的心得与体会也会不时地出现兴趣的身影。大学生要围绕所学专业发展自己的兴趣爱好并通过兴趣来激发自己的学习欲，将自己的优势能力充分发挥出来。

**3. 社会实践培养** 是大学生依据学校培养目标的要求利用空闲时间参与到社会实践等活动中。

社会实践在能力的培养上占据了极其关键的地位。通过参与到各种社会实践活动中，可使我们积累社会经验、加强实际应用能力和专业技能从而促进能力的培养。社会实践可使学生将专业理论学习和实践二者进行完美地融合，将所学的知识应用到现实中，有助于培养大学生处理问题的能力、实践动手的能力以及创新创业的能力，使其能够更加深入地理解本专业。

**4. 网络课程学习** 随着新型智慧化城市的建设，不少城市都实现了免费的无线网络覆盖，可以随时随地上网而不用担心流量，这为网络课程的学习提供了便利的条件。慕课的出现打破了传统教育的时空界限，实现了学习资源的共享。近年来，教育部大力推动在线开放课程建设与应用，各个高校也建设了具有本校特色的网络课程资源，这些丰富的学习资源极大地激发了大学生学习的兴趣，也为职业能力的发展提供了巨大的潜能。

### （三）职业能力对职业发展的影响

**1. 提高职业能力有助于顺利就业** 现代大学生的就业压力不断增加，加强培养大学生职业能力有助于提高大学生的就业能力，从而降低社会压力，实现高质量就业。

**2. 提高职业能力有助于促进职业发展** 职业能力通常会直接影响到我们今后的职业与职位，是胜任某种职位的必要条件和自身发展的基础。若我们能力不达标就无法具备担任职位的资格。个体的职业能力越强，就越有利于在职业活动中创造、发展，从而能更高效地完成工作、促进职业的发展。

**3. 提高职业能力有助于改善职业生涯规划** 职业生涯规划是一种非常重要的自我管理方式。提升职业能力能够有效地帮助大学毕业生制订正确的职业生涯规划，通过职业生涯自我管理帮助个体适应周围的环境，从而能够更好地实现自我规划、自我监督，促进职业的发展。

总之，在大学阶段提升职业能力极为重要，我们要正确认识自我的职业能力倾向，并通过不同的方法来培养、提高自身的职业能力，从而避免被社会淘汰。

# 第二节 提升职业核心能力

**案例导入**

在市人民医院有这样一个团队——重症监护室（intensive care unit，ICU）护理团队，他们精诚合作，为患者提供优质服务，使危重患者转危为安。

ICU护理团队有32名护士。护士长将他们分成4个小组，轮班工作，每个小组至少要有6名护士同时在岗。重症监护室仪器多、管路多、治疗多，ICU护理团队的护士要熟悉各种抢救和支持生命的器材，熟练掌握其操作技能，基础护理技能做到精、准、快，保证抢救过程中患者的生命得到及时救治。除做好基础护理，护士还要根据患者病情进行特殊护理，如对使用呼吸机的患者每周定期更换呼吸机管路，对压力性损伤高风险患者定时翻身、更换体位，对肢体活动障碍的患者进行被动功能训练等。他们职责明确，相互之间及时做好工作交接，保证患者的治疗顺利进行。

**请问：**

1. ICU护理团队是如何进行合作的？

2. 作为一名护理专业学生今后应如何与同事合作做好工作？

职业核心能力是人们职业生涯中除了专业能力之外的基本能力，是适用于各种职业和职业发展阶段、伴随人们终身的可持续发展能力。职业核心能力包括自我管理能力、团队合作能力、职业沟通能力、解决问题能力、信息处理能力、创新创业能力等基本内容。对护理人员而言，拥有良好的自我管理能力、团队合作能力、职业沟通能力尤为重要。

## 一、自我管理能力

进入大学后，大学生开始了相对独立的生活、学习阶段，也是人际关系逐渐走向社会化的一个关键时期，要学会自我管理，充实大学生活。自我管理能力是人们通过对自己的目标、计划、心理和行为等方面的管理，自我提升综合职业能力的过程，包含目标管理、计划管理、时间管理、学习管理、压力管理、情绪管理、健康管理等能力。作家杰克森·布朗曾说："缺少了自我管理的才华，就好像穿上溜冰鞋的八爪鱼，眼看动作不断，可是却搞不清楚到底是往前、往后还是原地打转不动。"所以，自我管理对护理人员具有非常重要的意义，是个人强化自我约束、迈向成功的内在驱动力，是组织与个人共同成长的持续动力。

### （一）目标与计划管理

**1. 目标管理** 是以目标为导向，以人为中心，以成果为标准，从而使组织和个人取得最佳业绩的管理。

人们的行动是从确定方向开始的，当行动有明确的目标，并将行动与目标不断加以对照，人们就会自觉地克服一切困难，努力达到目标。

目标的制订应遵循SMART原则，具有明确性（specific）、可量化性（measurable）、可实现性（attainable）、相关性（relevant）和时限性（time-based）。

明确性原则是指制订目标时，要切中特定的工作指标，不能笼统；可量化性原则是指制订的目标应当是数量化或者行为化的，验证这些目标的数据或者信息是可以获得的；可实现性原则是指在付出努力的情况下可以实现，避免设立过高或过低的目标；相关性原则是指目标的重要程度，价值大小，在实现目标的过程中，可以产生很多的边际效益；时限性是指注重完成目标的特定期限。

**2. 计划管理** 有了目标，就需要通过制订计划、实施计划来完成。计划管理是为了完成目标而对措施和步骤进行部署和管理的过程。

计划可以促使人们有序地开展工作,可以帮助人们预测变化、降低风险,可以为人们的行动提供可以控制的标准。相反,人们做事如果没有计划,就会陷入混乱或低效率。不会计划的组织缺乏凝聚力和战斗力,不会计划的个人难以成功。

### (二) 时间管理

**1. 时间管理的定义** 时间管理是通过事先规划和运用一定的技巧实现对时间的灵活、有效的运用,从而实现个人或组织的既定目标的过程。人们在工作和学习中,经常觉得时间不够用,或者时间过得飞快。事实上,时间是一种特殊的资源,它无法蓄积、无法取代、无法失而复得,时间本身是不能被管理的,被管理的是人们自己面对时间的行为,人们能做的就是合理利用时间,分清轻重缓急来完成各项事务,过好当下的每一分、每一秒。因此,时间管理是面对时间而进行的自我管理。

**2. 时间管理四象限法则** 确定轻重缓急是做好时间管理的基本技能,人们不但要对每天要做哪些事心中有数,还要分清主次,清楚哪些事必须优先做。时间管理四象限法则(图 6-1)按照重要性和紧迫性两个维度,把要做的事务分成 A、B、C、D 四个象限。个人根据重要性和紧迫性程度来确定事务的优先顺序,是时间管理的重要法则。

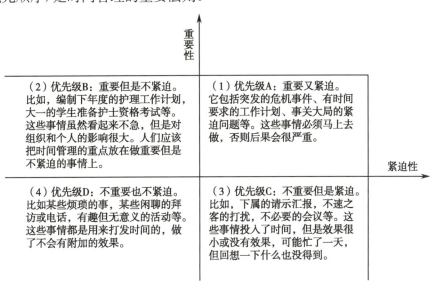

图 6-1　时间管理四象限法则

(1)**优先级 A**:重要又紧迫。它包括突发的危机事件、有时间要求的工作计划、事关大局的紧迫问题等。这些事情必须马上去做,否则后果会很严重。

(2)**优先级 B**:重要但是不紧迫。比如,编制下年度的护理工作计划,大一的学生准备护士资格考试等。这些事情虽然看起来不急,但是对组织和个人的影响很大。人们应该把时间管理的重点放在做重要但是不紧迫的事情上。

(3)**优先级 C**:不重要但是紧迫。比如,下属的请示汇报,不速之客的打扰,不必要的会议等。这些事情投入了时间,但是效果很小或没有效果,可能忙了一天,但回想一下什么也没得到。

(4)**优先级 D**:不重要也不紧迫。比如某些烦琐的事,某些闲聊的拜访或电话,有趣但无意义的活动等。这些事情都是用来打发时间的,做了不会有附加的效果。

那么,应该怎样使用四象限法则呢?

首先,要分清要做的事情是哪个象限,然后,按照 4D 原则(图 6-2)去做:即 A 象限重要又紧迫的事情马上去做(do it now),B 象限重要但是不紧迫的事情定出时间来做(do it latter),C 象限不重要但是紧迫的事情可以授权别人去做(delegate),D 象限不重要也不紧迫的事情能不做就不做(don't do it)。

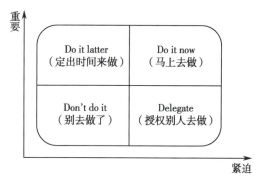

图6-2 4D原则

## 二、团队合作能力

团队合作是指一群人在特定团队中,为了实现共同目标而相互支持、合作奋斗的过程。在现代社会,仅靠自己单打独斗很难取得成功,成绩的取得往往要依赖团队的力量。团队合作的关键问题包括认知团队、认知团队角色、培养团队精神、提升团队执行力等。

### (一)认知团队

**1.团队的概念** 团队是为了实现共同目标而由相互合作的人们形成的群体。团队有5个方面的构成要素,简称为5P。

(1)**目标**(purpose):团队首先要有目标,没有目标,团队就没有存在的价值。

(2)**人员**(people):人是构成团队最核心的力量。3个及以上的人就可以构成团队,团队中的人们拥有不同的技能,通过分工完成团队的共同目标。

(3)**定位**(place):它包含两层含义,一是团队的定位,包括发展过程中的定位,以及在整个组织中的定位;二是团队中每个成员的定位,团队成员承担什么样的角色和工作。

(4)**权限**(power):整个团队在组织中有什么决定权,组织对团队有什么授权等。

(5)**计划**(plan):计划包含两层含义,一是目标实现的具体步骤和程序,二是按计划进行,从而保证团队的工作进度顺利进行,一步步实现目标。

**2.高效团队的特征** 高效团队具有以下8个特征。

(1)**清晰的目标**:高效团队目标清晰,并坚信目标的意义和价值能够实现。目标激励着团队成员把个人目标升华到团队目标中,成员愿意为团队目标做出承诺,清楚地知道需要做什么工作,怎样共同工作完成任务。

(2)**相关的技能**:高效团队的成员具备实现目标所需要的技术和能力,有良好合作的个性品质,能出色完成任务。

(3)**相互的信任**:成员相互信任是高效团队的显著特征,每个成员对其他人的品行和能力都确信不疑。

(4)**一致的承诺**:成员对团队表现出高度的忠诚和承诺,具有强烈的奉献精神,为了团队获得成功,他们愿意去做任何事情,愿意为团队调动和发挥自己的最大潜能。

(5)**良好的沟通**:成员通过畅通的渠道交流信息,能迅速而准确地了解彼此的想法和情感。管理层与团队成员之间具有良好的信息反馈,这有助于管理者指导团队成员的行动,消除误解。

(6)**谈判的技能**:对高效团队来说,由于团队中的问题和关系时常变换,成员角色也灵活多变,总在不断地进行调整,这就需要成员具备充分的谈判技能,从而能面对和应对多变的情况。

(7)**恰当的领导**:优秀的领导者不一定非得指示或控制,高效团队的领导者往往担任的是教练和后盾的角色,他们对团队提供指导和支持,但并不试图去控制它。

（8）**内部和外部的支持**：从内部条件来看，团队应拥有一个合理的基础结构，从而支持并强化成员行为以取得高绩效水平。从外部条件来看，管理层应给团队提供完成工作所必需的各种资源。

### （二）认知团队角色

剑桥贝尔宾博士和他的同事们经过多年在澳大利亚和英国的研究与实践，提出了著名的贝尔宾团队角色理论，即一支结构合理的团队应该由8种角色组成。这8种团队角色分别为实干者、协调者、推进者、创新者、信息者、监督者、凝聚者、完美者。不同角色的典型特征、优缺点及在团队中的作用见表6-1。

表6-1　不同角色的典型特征、优缺点及在团队中的作用

| 团队角色 | 典型特征 | 优点 | 缺点 | 团队中的作用 |
|---|---|---|---|---|
| 实干者 | 现实、传统甚至有些保守，有责任感，有效率，守纪律 | 有组织能力、务实，能把想法转化为实际行动，工作努力、自律 | 缺乏灵活性，对未被证实的想法不感兴趣 | 由于其可靠性、高效率及处理具体工作的能力在组织中作用巨大，实干者往往根据组织需要来完成工作，好的实干者因为出色的组织技能和完成重要任务的能力而胜任高级职位 |
| 协调者 | 成熟、自信，办事客观、不带个人偏见；有感召力、视野开阔，有控制力，善于发现每个人优势 | 目标性强，待人公平 | 智力和创造力中等 | 擅长领导一个具有各种技能和个性特征的群体，善于协调各种错综复杂的关系，座右铭"有控制地协商"，喜欢平心静气地解决问题 |
| 推进者 | 说干就干、办事效率高，性格外向、自发性强，目的明确、有高度的工作热情和成就感，挑战性强、好交际 | 随时愿意挑战传统、厌恶低效率，反对自满和欺骗行为 | 喜欢挑衅、易怒，做事不耐心；不会用幽默或道歉的方式来缓和局势 | 是行动的发起者，尤其在压力下工作精力旺盛。一般都是高效的管理者，他们敢于面对困难，并义无反顾地加快速度；敢于独自做决定而不介意别人的反对，推进者是确保团队快速行动的最有效成员 |
| 创新者 | 有高度的创造力、思路开阔，个人主义，非正统 | 有天分，富于想象力，智慧，博学 | 好高骛远，无视工作细节和计划 | 提出新想法和开拓新思路，通常在一个项目刚刚启动或陷入困境时，创新者显得非常重要。创新者通常会成为一个公司的创始人或一个新产品的发明者 |
| 信息者 | 高度热情，反应敏捷、性格外向，好奇、善于交际 | 有与人交往和发现新事物的能力，善于迎接挑战 | 当最初的兴奋消失后，容易对工作失去兴趣 | 调查团队外的意见、进展和资源并予以汇报，适合做外联和持续性的谈判工作，具备从自身角度出发获取信息的能力 |
| 监督者 | 严肃、谨慎、理智、多具有冷血气质，冷静、不易激动，谨慎、精确判断，几乎从不出错 | 冷静、判断、辨别能力强 | 缺少鼓舞他人的能力和热情 | 监督者善于分析和评价，善于权衡利弊来选择方案，许多监督者处于组织的战略性位置，往往在组织的几个关键性决策方面谨慎决策和从不出错而最终获得成功 |
| 凝聚者 | 温文尔雅、善于与人打交道，善解人意、关心他人、处事灵活；合作性强，性情温和、敏感 | 随机应变，善于化解各种矛盾，促进团队精神 | 在危急时刻优柔寡断；不愿承受压力 | 善于调和各种人际关系，在冲突环境中其社交和理解能力会成为资本；凝聚者信奉"以和为贵"，有他们在的时候，人们能协作得更好，团队士气更高 |
| 完美者 | 持之以恒、埋头苦干，做事注重细节、力求完美，喜欢事必躬亲、不愿授权，守秩序、尽职尽责，易焦虑 | 坚持不懈，精益求精 | 容易为小事焦虑，不愿放手；甚至吹毛求疵 | 对于那些重要且要求高度准确性的任务，完美者起着不可估量的作用；他们力求在团队中培养一种紧迫感，非常善于按照时间表来完成任务；在管理方面崇尚高标准、注重准确性、关注细节、坚持不懈而比别人更胜一筹 |

团队中的每个角色都是优点缺点相伴相生,无人能达到完美,但团队可以通过不同角色的组合达到完美。团队角色并无好坏之分,关键是发挥团队成员个性特征,使之承担与角色特征相适合的工作。

正确认知团队角色,可以使团队成员正确认识自我,找准自己在团队中适合干什么,明确自身在团队中所能做出的贡献;也可以了解其他团队成员适合承担什么角色,从而实现每个团队成员效能的最大化。我们可以在组建团队时根据角色做相应的调配,实现团队成员的优势互补,为打造高绩效团队奠定基础。

### (三)培养团队精神

**1. 团队精神的概念** 团队精神是指个体为了团队的整体利益和目标而协同合作的大局意识,是团队的价值观和理念在团队文化上的反映。团队精神集中体现为大局意识、协作精神、服务精神和创新精神。

**2. 团队精神的作用** 团队精神在团队建设中具有以下重要作用。

(1)**目标导向作用**:团队要达到的目标是每个成员必需努力的方向,从而使团队成员齐心协力朝着一个目标努力。

(2)**团结凝聚作用**:团队成员通过在长期的实践中形成的习惯、价值观、动机、兴趣等文化心理来沟通思想,引导人们产生共同的使命感、归属感和认同感,产生强大的凝聚力。

(3)**促进激励作用**:团队成员自觉地向团队中最优秀的人看齐,通过队员之间正常的竞争达到激励的作用。这种激励不仅是物质激励,更重要的是得到团队其他成员的认可。

(4)**协调控制作用**:团队成员的个体行为需要控制,团队的群体行为需要协调,通过团队内部形成的观念的力量、氛围的影响,去约束、规范、控制团队的个体行为,使之符合团队的整体利益。

**3. 培养团队精神的方法** 团队精神是重要的团队文化因素,它要求团队分工合理,将每个成员放在适合的位置上,使其能够最大限度地发挥自己的才能,并通过完善的制度、配套的措施,使所有成员形成一个有机的整体,为实现团队的目标而奋斗。团队精神的养成需要从以下几个方面入手。

(1)**明确提出团队目标**:要注意用切合实际的目标凝聚人、团结人,调动人的积极性。

(2)**健全团队管理制度**:好的团队都应该有健全完善的制度规范,如果缺乏有效的制度,就无法形成纪律严明、作风过硬的团队。

(3)**创造良好的沟通环境**:可以及时消除和化解领导与成员之间、各部门之间、普通成员之间的分歧与矛盾,增强团队凝聚力。

(4)**尊重团队中每个人**:关心成员的工作与生活,将会极大地激发成员献身事业的决心。

(5)**引导成员参与管理**:应正确鼓励和引导成员参与管理的愿望,使团队成员积极为团队发展贡献自己的力量与智慧。

(6)**增强成员全局观念**:团结出战斗力。团队成员不应计较个人利益和局部利益,将个人的追求融入团队的总体目标中去,才能达到团队的最佳整体效益。

### (四)提升团队执行力

**1. 团队执行力** 是指执行和完成任务的能力。对个人而言,执行力是把想干的事干成功;对组织而言,执行力是将组织战略落到实处;对领导而言,执行力是选拔合适的人员到恰当的岗位上。

团队执行力是将战略与决策转化为实施结果的能力,是上级下达指令或要求后,迅速反应,将其贯彻或者执行下去的能力。

**2. 团队执行力的基础**

(1)**责任明确**:明确每个团队成员的工作职责,做到权责一致是团队工作顺利开展的前提。

（2）**合理授权**：一个有序发展的团队首先是一个合理授权的团队。合理授权可以调动团队成员工作的积极性、自觉性和主动性。

（3）**应知应会**：团队成员对自己的工作岗位和职责有明确清晰的认知。

**3. 高效执行力的培养**　提高团队执行力有 5 个关键词：沟通是前提；协调是手段；反馈是保障；责任是关键；决心是基石。为培养高效的执行力需要做到 3 点。

（1）**勇于改造团队**：发现团队中存在问题应立即解决问题，不要拖延，及时解决问题是高效执行力的一种体现。

（2）**建立核心团队**：团结团队中的骨干力量，充分发挥其作用。不可以放弃团队中的任何一个人，因为每一个人都是执行环节的一部分，缺一不可。

（3）**制订并遵守统一规范**：要制订规则来提高团队的执行力，同时约束、惩罚那些低执行力的行为。一旦有一次例外发生，便会有接二连三的行为，于是例外就会成为惯例，团队也就丧失了执行力。在执行规则的时候，一定要注意公正，不能因为与自己的私交好而宽恕犯错的人，也不能随意变通，不遵守规则。

---

**知识拓展**

### 女排精神

女排精神，是中国国家女子排球队顽强战斗、勇敢拼搏精神的总概括。其具体表现为扎扎实实、勤学苦练、无所畏惧、顽强拼搏、同甘共苦、团结战斗、刻苦钻研、勇攀高峰。她们在世界排球赛中，凭着顽强战斗、勇敢拼搏的精神，五次蝉联世界冠军，为国争光，为人民建功。她们的这种精神，给予全国人民巨大的鼓舞。

2021 年 9 月，中国共产党中央委员会批准了中央宣传部梳理的中国共产党人精神谱系第一批伟大精神，女排精神被纳入，定义为"祖国至上、团结协作、顽强拼搏、永不言败"。

---

## 三、职业沟通能力

职业沟通是指人与人之间用语言、非语言符号及文字交流信息、思想及情感等，达成职业活动的双向互动过程。职业沟通能力是人们生存发展必需的基本能力之一，职业生涯发展过程中，人人都需要有效而且良好的沟通，这是一个人成功的关键。在护理工作中，护士常需要与患者及家属、同事及领导保持密切沟通交流，因此，具有良好的职业沟通能力对护理专业学生非常重要。

### （一）沟通概述

**1. 沟通的定义**　沟通是为了达到设定的目标，在人与人、组织与组织之间传递、分享信息、思想、情感并达成共同协议的行为过程。沟通并不是一种本能，而是一种能力。沟通能力不是人天生就具备的，而是在工作实践中培养和训练出来的。

沟通具有 3 个特点，一是沟通具有明确的目标，为实现目标而进行沟通；二是沟通的内容丰富，既可以是信息，也可以是思想和情感；三是沟通具有双向性，沟通的意义在于对方的反应，沟通既是一个理解他人的过程，也是一个被人理解的过程。

**2. 沟通三要素**　包括表达、倾听、反馈 3 个方面，一个完整的沟通过程是三要素相互作用形成的。

（1）**表达**：是人们用口头、文字或其他非语言方式把思想感情表达出来，从而让他人理解、体会和掌握。

（2）**倾听**：是接收口头及非语言信息、确定其含义并对此做出反应的过程。沟通能力强的重要表现是具有聆听他人谈话的耐心和技巧，倾听是人们获取信息的重要来源，有助于知己知彼，获得他人的接纳和信任。

倾听有 5 个层次，依次为不听、假装听、选择性听、回应式倾听、同理心倾听。有效倾听的高境界是能够做到同理心倾听。

（3）反馈：信息源通过一定信息渠道发送出信息，传递给接收者，在此过程中，信息发送者和接收者相互间的反应，称为反馈。

**3. 沟通方式**　常用的沟通方式包括口头沟通、书面沟通、非语言沟通 3 种。

（1）**口头沟通**：是指用口头言语的方式来进行信息的传递和交流，是人们在日常沟通中经常运用到的方式。口头沟通效果主要取决于信息发送者表达的质量及信息接收者倾听的技巧和理解力。口头沟通的优点是能进行信息的快速传递和反馈，能尽快达成共识，迅速确定沟通是否成功。其缺点是时效性短，不能与太多人进行双向沟通，信息核实困难。常见的口头沟通形式有交谈、讨论、会谈、讲话或演讲、电话或视频等。

（2）**书面沟通**：是以文字为媒体进行信息传递的沟通方式。这种沟通方式最大的优点是沟通准确、内容可保存，此外，沟通的形式不受时间、场地限制，沟通成本低。其缺点是沟通速度慢，反馈不及时。书面沟通的形式有文件、报告、信件、书面合同、电子邮件等。

（3）**非语言沟通**：非语言沟通是指通过面部表情、身体动作、姿态、语音语调等方式交流信息、进行沟通的过程。非语言沟通在沟通中往往会对沟通效果产生巨大的影响，在许多场合要比语言更具有说服力。非语言沟通可以分为面部表情、肢体动作、姿态等类别，每一类别又有具体表现。

### （二）工作中的沟通

沟通是做好一切工作的前提。护士在工作中要与上级沟通，要与医生、护士、医院其他工作人员进行沟通，良好的沟通有利于营造和谐的工作环境，提高工作效率，进而提升工作质量。护士要按照护理程序与患者及其家属进行沟通，有效的沟通能增进护患间的相互理解，提高信任度，减少护患矛盾，改善护患关系，因此掌握必要沟通技巧并合理应用十分必要。

**1. 与上级有效沟通**　是保持良好上下级关系的基础，在护士职业发展中具有重要意义。

（1）**坦诚相待，主动沟通**：要以开放而坦率的态度与上级交往，不要对上级保密或隐瞒工作中的事情，这样上级会以真心交流的态度与我们相处。与上级沟通，主动的态度十分重要。"有的人认为，我只要尽职工作就行了，还有的人认为，与上级沟通不重要。"这些都是在与上级沟通上的错误认识。不与上级主动沟通，自己的设想和建议得不到领导的了解和采纳，就丧失展示才华、取得成功的机会。另外，每个人都可能在工作中犯错误，有的人在犯错后不主动与上级沟通、交流，而是唯恐上级责备自己，害怕见到上级。事实上，我们要尽早与上级沟通，以期得到其批评、指正和帮助，同时取得谅解。

（2）**了解上级，方便沟通**：下属了解上级的个性与工作作风，才方便沟通。每个人都有自己性格、作风和习惯，领导也不例外。我们清楚地了解上级的目的是运用心理学规律与上级沟通，以便更好地处理上下级关系，做好工作。

（3）**尊重上级，及时反馈**：尊重上级是心理成熟的标志。尊重要做到发自内心地敬重，向上级汇报工作或回答领导提问时要专注，不能确定的问题听完后要简要复述，并按上级要求的时间与方式及时反馈。

（4）**做好工作，适当建议**：踏踏实实做好本职工作是良好的上下级关系建立的基础。我们要将自己的职业生涯发展目标与单位的发展目标相融合，主动积极地完成工作任务并及时总结改进。对上级交办的事情如何完成要有自己的立场和观点，不能一味地附和。如果我们与上级的观点不一致，确信自己没有过错，就应该讲求沟通的方式方法，提出适当建议，只要我们从工作出发，摆事实、讲道理，不必害怕表达出自己的不同观点。

**2. 与同事真诚沟通** 与同事良好的沟通和合作是职业成功的关键要素。

（1）**以诚相待，学会合作**：沟通的有效性在于真诚，应平等对待同事，互学互助，建立和谐工作关系。要有合作意识，给对方提供支持协作，再要求其配合。要关注同事的进步，适当赞美。

（2）**容忍差异，学会宽容**：同事之间由于经历、立场等方面的差异，对同一个问题，往往会产生不同的看法。与同事有意见分歧时，不应过分争论，要努力寻找共同点，争取求大同存小异。实在不能一致时，可以寻求其他有威望、富有经验的同事的意见，努力达成共识。与同事发生矛盾时，应换位思考，避免矛盾激化。如果已经产生矛盾，自己有做得不对之处，应学会道歉，以诚心待人。

（3）**公平竞争，虚心学习**：同事之间如果产生利益冲突，如升职、加薪等，在竞争中要保持平常心，公平竞争。工作中要互相帮助；如果和同事合作有了成绩不要独自包揽；合作中自己产生了失误和差错则要勇于承担责任。要虚心向经验丰富的同事学习，特别是学习他们处理问题的方法。

**3. 与患者高效沟通** 护患沟通是护士与患者之间针对疾病护理及康复直接或间接相关的信息进行交流的过程。良好的护患沟通可以缩短护患间的心理差距，促进患者身心健康，避免医患纠纷的发生，是做好护理工作的基础。

（1）**与患者交谈要耐心倾听，积极反馈**：倾听时姿态要积极，与患者保持合适距离，并适时注视。倾听过程中不要随意打断患者，注意观察其语音语调、身体姿势、手势、面部表情，要对患者的交流及时做出反馈，或微微点头、微笑，或做简单应答，必要时简单发问。要主动核实患者病情，可以重复叙述，也可以改用不同说法。

（2）**要运用合适的语言沟通技巧**：与患者沟通要使用礼貌性语言，比如"您好！""我能帮您做点什么吗？""请您稍候，我马上就来。""对不起，让您久等了。""请您配合一下，谢谢您的合作。""对不起，我没听清楚，请您再说一遍好吗？""我叫×××，是您的责任护士，如需要帮助，请您随时找我。""祝您健康，您慢走，您走好！"等。

沟通中，要注意选择恰当的词语、恰当的语速、合适的语调和声调，适当幽默，保证语言的清晰和简洁。

（3）**注重仪容仪表和非语言沟通方式**：仪容仪表要做到衣着整洁、举止大方、态度和蔼、神情专注、化妆得体，这样患者会产生美感、安全感和被尊重感，愿意交谈，愿意吐露心声，有利于沟通。

面部表情在与患者的非语言交流中具有重要作用，护士的微笑对患者的安抚作用有时能胜过药物，护士面容亲切、真诚、自然时，可消除患者的陌生感，得到患者的信任和好感。

（4）**掌握与特殊患者的沟通技巧**

1）与愤怒患者的沟通技巧：倾听患者的感受，了解愤怒的原因，及时满足患者合理的需要，减轻患者的愤怒情绪。

2）与哭泣患者的沟通技巧：不要阻止患者哭泣，最好能与其在僻静的地方待会儿，可以轻轻地安抚。在哭泣停止后，用倾听的技巧鼓励患者说出原因。

3）与抑郁患者的沟通技巧：抑郁的患者一般表现为反应慢、说话慢、注意力难以集中，交谈时应注重用亲切、和蔼的态度提出一些简单的问题，多一些关注，使其感受到关爱和重视。

4）与危重患者的沟通技巧：交谈时语言应尽量简短，不要超过 10 分钟，可运用触摸等沟通技巧，避免一些不必要的交谈，尽可能保持安静的环境。

（夏立平）

1.案例分析　今天是星期一，小张为白班责任护士，工作时间是8:00至16:00。早上7:30，她刚到工作的胸外科病房，就面临以下工作。

(1)交接物品，巡视病房，将自己分管患者查看一遍，了解危重患者病情。

(2)参加科室医护人员晨会交班，听取夜班护士汇报一整天新入院、出院、手术、病重及其他病情变化患者情况，由主任、护士长安排一天工作重点。

(3)全体护士床头交接班查看患者。

(4)昨天代替护士长参加了医院的一个业务会议，需要向护士长汇报会议内容，并向科室护士传达。

(5)接听咨询电话。

(6)接待患者及家属的询问。

(7)接收新入院患者。

(8)管理的病房水龙头漏水，需要找人维修。

(9)实习学生今天轮转到胸外科实习，护士长安排由小张负责安置。

(10)按时发放口服药物。

(11)主管的1名患者计划安排在今天8:00手术，预计手术时间约为4小时，手术后患者回病房。

(12)护士长安排小张在本周三的业务学习上做典型发言。

(13)需要做好患者的晨间护理。

(14)完成6名患者静脉输液及雾化吸入等其他治疗、护理。

(15)科室将在周日举办庆祝5月12日护士节活动，需要做好庆祝活动策划及主持工作。

(16)常规管理的10名患者生命体征测量。

(17)完成定点治疗，准备第二天手术。

(18)健康指导及康复指导。

(19)执行即刻医嘱，及时更改护理标记。

(20)与晚班交接。

按照时间管理四象限法则和护理工作流程，如果你是张护士，这一天的工作如何安排？

2.团队角色自我测评　对下列问题的回答，可能在不同程度上描绘了你的行为，每题有8句话，请将10分分配给这8个句子，分配的原则：最能体现你的行为的句子打分最高，如此类推，最极端的情况也可能是10分全部都分给其中的某一句话。请根据你的实际情况把分数填入后面的表6-2中(注：用整数)。请你把每道题中各分数分别填入下表，横行代表题号。最后，请按照列的方向将分数加起来。

(1)我认为我能为团队做出的贡献是

A.我能很快地发现新的机遇

B.我能与各种类型的人合作共事

C.我善于发现对实现集体目标有价值的人

D.我能靠个人的实力把事情办成

E.如果最终能导致有益的结果，我愿意面对暂时的冷遇

F.我通常能意识到什么是现实的，什么是可能的

G.在选择行动方案时，我能不带倾向性，不带偏见地从众多方案中选出一个合理方案

H.在团队中我始终能首先发现问题

(2)在团队中，我常常有的感觉或表现是

A. 如果会议没有得到很好的组织、控制和主持,我会感到很不痛快

B. 只要他的意见确实有见地,我不在乎他的表达方式

C. 在集体讨论新问题时,我属于说得多的

D. 我的看法太主观,有时显得有些不近人情,使我与同事打成一片有困难

E. 为了把事情办成,我有时使人感到特别强硬以及专断

F. 可能由于我过分重视集体的气氛,以致显得过于随和

G. 我常常陷入突发的想象之中,而忘了正在进行的事情

H. 我的同事认为我过分注意细节,总有不必要的担心

(3)当我与其他人共同进行一项工作时

A. 我有不施加任何压力就可以影响他人的能力

B. 我能敏锐地发现工作中的疏忽并及时给予纠正

C. 为了确保会议不是在浪费时间或离题太远,我认为提出一些要求是有必要的

D. 我提出的见解常常有独到之处

E. 我乐于支持与大家共同利益有关的积极建议

F. 我热衷寻求最新的思想和发展

G. 我相信我的判断能力有助于做出正确的决策

H. 我能使人放心的是,对那些最基本的工作,我能做到井井有条

(4)我在工作团队中的特征是

A. 我喜欢更多地了解我的同事

B. 我经常向别人的见解进行挑战或坚持自己的意见

C. 在辩论中,我通常能找到论据,推翻那些不甚合理的主张

D. 我有推动工作运转的才能

E. 我不在意自己是否太突出

F. 对于承担的任何工作,我都追求尽善尽美

G. 我乐于与工作团队以外的人进行联系

H. 尽管我对所有的观点都感兴趣,但并不影响我在必要的时候下决心

(5)工作使我感到满足,因为

A. 我喜欢分析情况,权衡所有可能的选择

B. 我对寻找解决问题的可行方案感兴趣

C. 我在促进良好的工作关系

D. 我能对决策有强烈的影响

E. 我愿意同那些有新意的人交往

F. 我能使人们在某项必要的行动上达成一致意见

G. 我有一种全心投入工作中去的气质

H. 我很高兴能找到一块可以发挥我想象力的天地

(6)如果突然给我一件困难的工作,而且时间有限,人员不熟

A. 在有新方案之前,我可能会独自躲在房间里,先拟定一个解脱困境的方案

B. 我比较愿意与那些表现出积极态度的人一起工作

C. 我会设法通过用人所长的方法来减轻工作负担

D. 我天生的紧迫感,将有助于我们不会落在计划后面

E. 我认为我能保持头脑冷静,富有条理地思考问题

F. 尽管困难重重,我也能保证目标始终如一

G. 如果集体工作没有进展，会采取积极措施去加以推动

H. 我愿意展开广泛的讨论，意在激发新思想，推动工作

（7）我在团队工作中或与周围的人共事时遇到问题

A. 我容易对那些阻碍前进的人表现出不耐烦

B. 别人可能批评我太重分析而缺少直觉

C. 我过于追求做好工作的愿望，使我常常感到焦虑

D. 我常常容易产生厌烦感，需要有激情的人使我振作起来

E. 如果目标不明确，让我起步是很困难的

F. 对于遇到的复杂问题，我可能会提出很好的意见，但有时不善于加以解释和澄清

G. 如果遇到自己解决不了的问题，我就会求助他人

H. 当我与别人发生冲突时，我没有把握使对方理解我的观点

表 6-2　团队角色自我测评

| 题号 | 实干者 | 协调者 | 推进者 | 创新者 | 信息者 | 监督者 | 凝聚者 | 完美者 |
|------|--------|--------|--------|--------|--------|--------|--------|--------|
| （1） | G | D | F | C | A | H | B | E |
| （2） | A | B | E | G | C | D | F | H |
| （3） | H | A | C | D | F | G | E | B |
| （4） | D | H | B | E | G | C | A | F |
| （5） | B | F | D | H | E | A | C | G |
| （6） | F | C | G | A | H | E | B | D |
| （7） | E | G | A | F | D | B | H | C |
| 总计 | | | | | | | | |

　　分数最高的一项就是你表现出来的角色，分数第二和第三高就是你的潜能。如果你有一项超过 18 分，你就是这类角色；15 分以上说明你特别适合这个角色；分数在 10 分以上有几项，证明你这几种角色都可以扮演，主要看你的兴趣和能力在哪里；一般来说，5 分以下表示你不能去扮演这个角色了。

　　3. 与上级沟通能力测试　请如实填写表 6-3，测试与上级沟通的能力。

表 6-3　与上级沟通能力测试

| | 说服上级的要点 | 一贯如此（3分） | 经常如此（2分） | 很少如此（1分） |
|---|--------------|---------------|---------------|---------------|
| 1 | 能够自始至终保持自信的笑容，并且音量适中 | | | |
| 2 | 善于选择上级心情愉悦、精力充沛时的谈话时机 | | | |
| 3 | 已经准备好了详细资料和数据以佐证你的方案 | | | |
| 4 | 对上级将会提出的问题胸有成竹 | | | |
| 5 | 语言简明扼要，重点突出 | | | |
| 6 | 和上级交谈时亲切友善，能充分尊重领导的权威 | | | |

14~18分：能在工作中自觉地运用沟通技巧，你的上级很赏识你。

7~13分：你已经掌握了很多沟通技巧，并尝试在工作中运用，你的上级认为你是一个有潜力的人，但还需要加紧努力。

0~6分：你应该抓紧时间学习一下和领导的沟通技巧了。因为你现在和上级的关系很不融洽，适当地改善沟通技巧，可以帮助你充分发挥自己的能力，争取更为广阔的发展空间。

ER 6-4
练习题

# 就业指导

# 第七章 │ 就业信息收集与权益保护

教学课件

思维导图

## 学习目标

1. 掌握就业信息收集的方法与技巧。
2. 熟悉就业协议书与劳动合同的相关事宜。
3. 了解就业信息的内容与特征。
4. 学会收集和运用就业信息的方法。
5. 具有服务基层，不怕吃苦，甘于奉献的精神。

## 案例导入

　　小兰从刚进大学时，便开始有计划地为毕业后的就业做准备。从大二开始，她就有意识地了解国家就业相关政策并通过发布就业信息的报纸、网站等，了解本专业用人单位的情况，利用课余时间把用人单位的通信地址、网站和联系方式整理成电子备忘录，为就业做准备。

　　通过掌握有效的就业信息，小兰没有错过任何一场自己想去的招聘会，获得了很多好的应聘机会，找工作不到 2 个月，她就通过校园招聘会得到了自己理想单位的回复。

　　信息爆炸的时代，信息与人们的生活息息相关，求职就业也不例外，就业信息对每一个毕业生来说都至关重要。毕业生获取真实、准确、全面、针对性强的招聘信息是尽早就业的前提条件。

**请问：**

1. 就业信息包括哪些内容？
2. 什么样的就业信息是有效信息？

## 第一节　就业信息概述

　　现代社会是一个信息高度发达的社会，信息直接影响人们生活的各个方面。就业成功与否，不仅取决于整个社会的经济情况和个人自身专业、体力及能力，还取决于是否拥有大量有效的就业信息。毕业生应全面了解就业信息的内容，合理使用有价值的就业信息，加强就业政策和劳动法律法规的学习，遵守市场规则，谨慎签订就业协议与劳动合同，防范就业陷阱，用法律武器保护自己的合法权益。在竞争激烈的就业市场中，及时、准确地获取有效就业信息，是就业成功的第一步。

### 一、就业信息的内容

　　就业信息是指通过各种媒介传递的与就业有关的消息和情况。它的内容涉及范围非常广泛，一般包括就业政策、法律法规、行业信息、社会需求、工作条件、工资待遇等。就业信息对毕业生来说至关重要，谁能及时全面地掌握大量可靠的就业信息，谁就可以获得求职的主动权。

## （一）就业政策

就业政策是国家、地区、部门及学校为了解决求职者就业问题，所制订和施行的一系列措施。其主要包括鼓励高校毕业生到基层、到中西部地区就业，鼓励高校毕业生应征入伍服义务兵役，积极聘用优秀高校毕业生参与国家和地方重大科研项目，鼓励和支持高校毕业生到中小企业就业和自主创业，强化对困难家庭高校毕业生的就业援助等。

毕业生为了能更好地就业，应明确自己的择业方向；熟悉国家宏观的就业形势和社会劳动市场的就业趋势；了解国家、省、市推行的优惠方案或实行的限定政策，比如具体的就业时间、范围、程序等。在就业过程中，毕业生做好充分的求职择业心理准备，有针对性地选择自己的就业方向及岗位。毕业生通过对国家政府及所在院校就业政策的全面了解，拓宽就业、择业渠道，降低求职风险和成本，提高求职的成功率，从而在人才竞争日益激烈的当下更快、更好地就业。

---

**知识拓展**

### 高校毕业生基层就业学费补偿国家助学贷款代偿政策

为引导和鼓励高校毕业生去基层单位就业，对中央部属高校应届毕业生到中西部地区、艰苦边远地区、老工业基地县以下基层单位就业、服务期在3年以上（含3年）的，其在校期间实际缴纳的学费由国家补偿，在校学习期间获得的用于学费的国家助学贷款本金及其全部偿还之前产生的利息，由国家财政代为偿还。地方高校毕业生赴基层就业学费补偿贷款代偿政策由各省份确定。国家对每名毕业生每学年补偿学费或代偿国家助学贷款的金额，本专科生每生每年最高不超过12 000元，研究生每生每年最高不超过16 000元。

---

## （二）法律法规

法律法规指中华人民共和国现行有效的法律、行政法规、司法解释、地方性法规、地方规章、部门规章及其他规范性文件以及对于该法律法规的修改和补充；是国家调整社会关系、管理和规划组织与个人行动、解决组织间纠纷、制裁违法行为的依据。目前，政府在就业方面出台了一系列法规和政策，但由于部分毕业生法律意识欠缺，就业权益受到侵害的现象还时有发生。因此毕业生在就业过程中要十分注重劳动法律法规的利用，重视就业法律法规观念的培养，预防和减少就业法律意识盲点的出现，懂得运用相关法律法规来保护自己。毕业生要学习《中华人民共和国劳动法》《中华人民共和国劳动合同法》等。同时，也要熟悉相关行业就业的法律法规，如《护士执业注册管理办法》《护士条例》《医疗事故处理条例》《中华人民共和国母婴保健法》及实施办法等。

## （三）行业信息

行业信息是指关于某个特定行业的各种信息，包括市场调研、投资分析、竞争对手、行业动态等。这些信息可以帮助人们了解该行业的现状和未来发展趋势，从而为决策提供依据。行业信息的类型丰富多样，涵盖了从宏观到微观的各个层面。社会经济的变化时刻影响着现代人的就业形势，毕业生应该学会审时度势，树立正确的就业观，主动了解行业发展带来的影响，理智选择就业方向，以便实现顺利就业。值得注意的是，在获取行业信息的过程中，毕业生务必要根据自身的实际情况去搜集和筛选行业信息，这样，毕业生不仅可以减少求职的盲目性，还能提高成功率。当然，在处理行业信息的过程中，毕业生要学会辨别求职信息的真假，谨防受骗。

## （四）社会需求

社会需求是毕业生择业、就业的指示牌，不同领域对人才的要求也有所差异。在医学领域，随着社区卫生服务中心、农村医疗服务站在疾病预防、健康教育、妇幼保健、精神卫生、卫生监督等作用的凸显，社区、农村医学类人才需求将大量增加。医学生一定要高度重视政府医疗卫生制度改革的大趋势，调整心态，关注基层医疗、公共卫生服务事业的发展趋势，以积极的心态投入上述服务事业的发展中去，发扬不怕吃苦，甘于奉献的精神，发挥医学特长，服务基层。此外，随着医学模式由传统的生物医学模式向生物 - 心理 - 社会医学模式的转变，使医学与其他学科产生了交叉和融合。这些新兴学科催生出了众多新职位，如保健、康复、美容、医药、家庭护理、临终关怀、养老护理等。这些新职业进一步拓宽了医学类毕业生的就业渠道。毕业生要学会对不同领域的人才需求量做出正确的判断，抓住就业机遇，切忌盲目从众，失去最佳的就业机会。

### （五）工作条件

工作条件又称为劳动条件，是指求职者在用人单位内工作的设施条件、工作环境、工作强度和工作时间的总和。初入职场的毕业生应充分了解用人单位的工作条件，从条件上保障自己的安全、卫生和劳动强度。关于工作条件，毕业生可以从所在院校就业指导中心、招聘网站等途径获取各用人单位的招聘信息，从中了解到用人单位的工作条件，在就业前确保自己可以接受该用人单位的工作条件。

### （六）工资待遇

工资待遇是每个求职者都重点关注的内容，各用人单位所提供的工资和待遇情况是作为每个毕业生择业的重要依据。在择业前，应充分了解用人单位的工资待遇，如是否包含五险一金、职工培训、有偿假期、工作午餐、交通补贴等。了解掌握到这些信息后，要认真选择适合自己的用人单位，及时取舍。

## 二、就业信息的特征

就业信息作为信息的一种，具有信息的各种特点，如时效性、共享性、两面性、传递性等。毕业生应该重点掌握就业信息的时效性和两面性特性。

### （一）时效性

时效性是指有时间的规定，在规定的时间内有效，时间过后就会失去它原本的价值。时效性是就业信息中一个很重要的特征，每一条就业信息都有时间要求，超过时间限制就会失去意义和作用。毕业生应密切关注所在院校的就业指导中心所发布的就业信息以及其他校园招聘网、所学专业相关求职网站等所发布的信息。一旦获取用人单位发布招聘信息，毕业生应尽一切可能，在第一时间内对招聘信息做出积极反应。否则，其他求职者就会捷足先登，待录取数额满或者超过招聘信息时效范围，此招聘信息就会失去其原本的使用价值。

### （二）共享性

就业信息一经公开发布，即为人共享。某一就业信息共享的人越多，反应者越多，竞争就越激烈。随着大学毕业生人数的逐年增加，就业信息的共享者越来越多，假设在就业信息总量不变的情况下，信息利用的竞争形势就会越来越严峻。

### （三）两面性

就业信息的两面性是指信息既有真假之别，又有积极与消极之分。在信息爆炸的今天，纷繁复杂的就业信息良莠不齐，真假难辨。其中的垃圾信息、欺骗信息等，不仅会给毕业生造成时间和金钱的浪费，还会影响到毕业生职业生涯的发展。由于就业信息的来源渠道、传播媒介和传递方式多种多样，求职者收集到大量需求信息后，要冷静思考，获取多方信息，通过对比鉴别，去伪存真，增强判断求职信息真伪的能力。搜集的信息要详细具体，如用人单位的地址、发展前景、单位规模、办公环境、福利待遇、机构设置、联系人、联系电话、电子信箱、网址等。最后还需要了解清楚用人单位需要的是什么专业、什么学历、什么素质的人才，对求职者的性格、性别、外语水平等有无特殊要求等。当大量就业信息扑面而来时，求职者要认真地进行筛选和分析，避免被失真的信息误导。以报名费、培训费、押金等各种名目骗取钱财，故意延长劳动时间，无偿使用实习生劳动力的现象时有发生，因此，毕业生要提高辨别就业信息真伪的能力。

### （四）传递性

就业信息总处于流动和传递状态之中，它通过各种媒介和途径广泛传播，到达每个接收者的时间和方式并不相同。现代通信技术飞速发展，信息传递的速度越来越快，信息传播渠道也越来越多样化，因此，毕业生要保持高度的信息敏感度，善于利用各种信息传递和流动媒介获取信息。

## 第二节　就业信息收集的方法与技巧

**案例导入**

　　某三甲医院向学校就业指导中心发布了招聘 10 名护士的信息，学校就业指导中心迅速在网站上公布了招聘信息并通知相关系部。学生们看到招聘信息后，做出不同的反应，有的主动打电话与医院联系，推荐自己；有的则向医院邮箱发送了自荐材料；有的同学在等待通知，认为医院来校招聘还有一段时间，等招聘人员来了学校，再准备也来得及。可是，医院负责人来学校面试时已经准备好了名单，招聘人员非常抱歉地说："对不起，我们几天前就收到贵校许多毕业生的材料，经人事部门初步筛选，挑选了其中 20 名毕业生进入今天的笔试、面试。"刚刚闻讯而来的毕业生后悔不已，机会就这样在等待中错过了。

**请问：**
1. 从以上案例中我们可以得到什么启示？
2. 如何正确、高效地使用就业信息？

### 一、信息获取的途径与方法

　　毕业生获取就业信息能力的强弱是直接关系到求职能否顺利开展的关键性因素，因此需要毕业生充分利用各种途径，运用各种方法准确地搜集与就业有关的各种信息，为就业决策做好充分准备。

ER 7-3

就业信息收集
的途径

　　好的开始是成功的一半。成功的求职必须从有计划地获取就业信息开始，要获得有效的就业信息，毕业生首先要有明确的职业目标，找到获取就业信息的方法，并有计划、有步骤地做好就业信息的搜索工作。

### （一）获取就业信息的方法

　　1. **"行业优先"法**　　毕业生在搜集信息时，主要以自己所倾向的某个行业为主，认真了解所选行业的现状及发展前景，主动获取本行业用人单位的需求信息。收集自己专业相关的信息，明确自己的就业方向，这样才能最大化地利用信息资料。

　　2. **"地域优先"法**　　毕业生以自己所倾向就业的地域为主。当就业目标和目的地明确时，可以使用"地域优先"法，这样可以节约很多时间用来考虑其他因素。但如果在该既定区域里没有适合自己的职位，就要扩大选择范围增加求职机会。

　　3. **"志趣优先"法**　　毕业生以自己的志趣来搜集信息。这种获取就业信息的方法体现了当代年轻人张扬个性、关注自我感受的特点。

　　4. **"组合筛选"法**　　毕业生将职业、行业、地域等做不同的排列组合进行筛选，根据筛选结果搜集信息。

　　5. **"发展优先"法**　　毕业生从自身的职业发展规划出发，选择最符合自己未来发展，最能发挥自己优势的领域进行就业信息的搜集。

**6."广泛撒网，重点培养"法**　这种方法主要针对没有明确就业方向的毕业生。毕业生将与专业有关联的就业信息收集起来，再按一定的标准进行整理和筛选，以备使用。这种方法获取的就业信息广泛，能够保证所获信息比较全面，但较浪费时间和精力。

### （二）获取就业信息的途径

在寻找目标职业的过程中，要考虑以下几个问题：我希望找哪个行业的工作？在这个行业里有哪些职业？自己有没有目标单位？哪一个职业是适合自己的？回答好这些问题非常重要，因为它们决定了求职者将如何去寻找工作：是在茫茫的职场里大海捞针，还是有针对性、有目标地寻找自己希望做的并且适合自己的工作，做到有的放矢。

根据重要性和便捷性的特点，毕业生获取就业信息的途径主要有以下几个方面。

**1.高职院校就业指导中心**　是为毕业生服务的常设机构，一般配有专职老师，他们有较丰富的就业指导经验，与各用人单位的人事部门保持有效联系和长期合作。他们会通过校内的就业网站、就业指导刊物等媒介及时发布国家、省、市有关就业政策、就业法规、行业信息、用人信息、招聘活动、就业讲座等一系列最新动态。同时，有意向到校园进行招聘的企业也会通过学校就业指导中心发布招聘信息。所以，通过学校就业指导中心获取的就业信息，既准确及时，又有针对性，是高职院校应届毕业生获取就业信息的最主要途径。

**2.校园招聘会**　随着高等教育改革的深入与发展，各高职院校不断拓展就业渠道，搭建多元化、多层次的就业平台，开展形式多样的应届毕业生校园招聘会，帮助高职院校应届毕业生既快又好地走上适合自己的工作岗位。校园招聘会是高职院校应届毕业生获取就业信息的主要途径之一。

**（1）高职院校自行举办的校园招聘会**：为了提高应届毕业生的就业率，许多高职院校每年都会在相对固定的时间邀请与院校建立长期校企合作关系的用人单位，统一到校园开展招聘会。这种招聘会针对性比较强，提供的岗位与本学校的专业方向相符或者相近，应届毕业生找到对口专业方向工作的概率较高，所以，这种求职途径对高职应届毕业生来说非常具有吸引力。

**（2）上级教育主管部门和各市区人才中心组织的系列校园招聘会**：各级政府教育主管部门、人力资源和劳动社会保障部门每年都会举办多个专业类的专场招聘会，时间一般从毕业前一年的10月底一直持续到毕业当年的4月份左右。这种求职途径具有时间集中、信息量大、双方能面对面接触的特点，是应届毕业生获取大量就业信息并且进入直接面试环节的宝贵机会。

**3.网络媒体**　互联网＋时代的到来，给人们的工作和生活理念带来翻天覆地的变化。通过网络求职是目前毕业生中比较流行的方式。许多人才中介机构、用人单位都在互联网上建立人才招聘专用网站，大量的人才需求信息通过网站对外发布，而毕业生也可以将个人的求职信息上网公布，或直接投递到用人单位的官方网站。用人单位和毕业生双方通过互联网都能获取大量的求职和就业信息，尤其对毕业生来说，只需要轻击鼠标，输入所期望就业的单位类型、职位名称、工作地域与收入要求等关键词语，通过搜索，即可找到与自身条件相匹配的就业信息。目前，针对护理和助产专业毕业生求职，可参考的主要网络招聘平台如下。

**（1）国家24365大学生就业服务平台（简称24365就业平台）**：是由中华人民共和国教育部主管、教育部学生服务与素质发展中心（原全国高等学校学生信息咨询与就业指导中心）运营的服务于高校毕业生及用人单位的公共就业服务平台。2022年3月，国家24365大学生就业服务平台上线，该平台通过打造24小时365天"全时化、智能化"平台，为毕业生和用人单位提供更优质的"互联网＋就业"服务，推动有效市场和有为政府更好结合，进一步完善高校毕业生市场化社会化就业机制，促进毕业生更高质量就业。

**（2）卫生系统主管部门和医院的官方网站**：毕业生通过在线填写求职简历进行应聘。许多公立医院招聘公告都在当地卫生健康委员会公开招聘网进行发布。

**（3）各市人力资源和社会保障局官网**：政府人社系统门户网站为毕业生提供一站式就业服务，

包含招聘会信息、职称申办、继续教育、社会保险、医疗保险、就业指导等。

**4. 新闻媒体**　在传媒业高速发展的今天，报纸、杂志、广播、电视、网络等各种新闻媒介都从不同的侧面和角度反映着毕业生的就业状况，并为他们的就业提供各种服务。通过各种新闻媒介，毕业生可以了解就业政策，了解不同行业的就业现状和职业发展前景，了解用人单位的人才需求信息。《中国大学生就业》由教育部主管，由教育部学生服务与素质发展中心主办，其刊登的毕业生就业政策法规、用人单位需求等信息真实准确，是高职院校应届毕业生收集就业信息的可靠途径。

**5. 社会实践和实习活动**　高职院校应届毕业生到用人单位参加社会实践和实习活动，既可以开阔视野，学以致用，也可以了解单位的企业文化、工作情况和工作要求，从而获取单位的用人需求信息。比如护理、助产专业高职第四学期结束后将进入为期10个月的临床实习，这是高职院校毕业生自我推荐、赢得用人单位信任的最佳机会。表现出色的应届毕业生，可能得到用人单位优先录用的机会。因此，高职院校学生应当充分利用寒暑假、业余时间开展社会实践和实习活动，适当做兼职、到各单位见习锻炼，为就业奠定良好的基础。

**6. 社会关系**　每个人都生活在特定的社会关系网中，人与人在接触交往的过程中，总在不断交换着各种各样的信息。就业信息作为一种特定的人与人之间的供求关系，也会在社会关系网络中传递和交换，而且更多的是在关系较为密切的人际圈子里流动、传递。高职院校毕业生可以通过自己亲朋好友的推荐来获取就业信息，此类信息具有针对性强的特点，因此求职的成功率也比较高。一般可以分为3种。

（1）**学校教师**：高职院校教师在多年的社会实践、教学工作、科研协作中，与一些专业对口的医院和医疗企业联系密切，通过老师了解就业信息，推荐就业，对提高求职成功率有很大帮助。

（2）**校友**：很多高职院校的就业指导中心在为毕业生开拓就业市场时，都非常重视校友资源的有效利用。他们大多在医院、医疗企业或与专业对口的单位工作，对所在单位、行业的发展前景和人才需求状况比较了解。近几年毕业的校友更有着对就业信息的获取、比较、选择、利用的经验和就业竞争的亲身体验，加上相同的校园、共同的师长、相似的求学经历等校友情结，常常让他们不遗余力地为"师弟""师妹"们的求职提供有用信息和种种帮助。

（3）**家人、朋友**：毕业生的求职受到社会的关注，尤其是毕业生的家人和朋友对此格外关心，会给毕业生带来大量的就业信息，同时也会从家庭和个人发展等角度综合起来帮忙规划毕业生的职业发展路径。

**7. 人才市场和职业介绍服务机构**　承担着专业的就业服务职能，是专业的就业中介机构。很多公司会选择在该平台常年发布就业信息，但是，这些信息不一定专门针对高职院校应届毕业生。目前，社会上就业中介机构很多，毕业生应该选择服务佳、口碑好的正规机构。

## 二、正确使用就业信息

全面广泛地收集就业信息是非常必要的，但是毕业生获取到的原始就业信息往往比较杂乱，甚至部分信息对于毕业生是没有使用价值的。因此，毕业生对就业信息进行筛选整理、分析和挖掘，去粗取精，去伪存真，整理出真实有效的就业信息，是求职前的必要工作。

### （一）使用就业信息的过程

**1. 仔细筛选就业信息**　就业信息的筛选应遵循以下步骤。

（1）**删除重复信息**：招聘单位往往会采用多种途径发布招聘信息，在广泛收集就业信息的过程中，难免会出现就业信息重复的现象，这就需要毕业生剔除重复的信息，加快筛选就业信息的效率。

（2）**标出重点信息**：关注就业信息中的专业要求、工作地点、职位和招聘时间等要素，按照自身条件和自己的需求进行选择，将适合自己的就业信息重点标出，留存备用。

（3）**鉴别就业信息**：在对就业信息筛选的过程中，毕业生还需增强自身法律意识和安全意识，提高警惕,对标注的重点信息进行真假鉴别,避免跌入虚假就业信息的陷阱。

以下类型的招聘信息应当格外注意其真实性。

1) 缺少企业名称的招聘信息:没有企业具体名称的招聘信息很可能是没有进行过合法登记的企业发布的,而有些打着招聘幌子的诈骗公司或者中介公司也会采用类似的手段。

2) 长期刊登的招聘信息:如果在搜集就业信息的时候发现有些招聘广告长时间刊登在招聘平台,而且对应聘者条件要求过低但是工资待遇却比较高时,毕业生在应聘前一定要多方探究其真实性,个别非法中介会通过这种方法获取大量求职者的个人信息自用或者出售,从中获利。

3) 招聘职位过多的招聘信息:有些公司规模小,但招聘职位繁多,感觉像一个新成立的企业,从项目经理、助理、会计到技术人员甚至保安等岗位都需要招聘大量人员,这就要提高警惕,应聘者应当细心甄别和排查,以防落入诈骗陷阱。

4) 只发布联系方式让求职者直接去面试的招聘信息:有些企业的招聘程序极为简单,连初步筛选简历的过程也没有,往往让应聘者直接去面试,面对如此情况,大学生要擦亮眼睛,仔细了解企业背景以判断是否是中介或者传销组织,以免上当受骗,甚至受到人身安全的威胁。

招聘信息的可靠性应从资料信息的来源进行判断,从政府部门、医院和学校就业中心等官方网站上获取的就业信息是最可靠的,到处散发的招聘宣传单上的就业信息需要进一步验证其真实性。此外,应聘者还可以通过分析招聘信息里的内在逻辑来验证可靠性,如果招聘信息里面表述的内容前后矛盾或者与实践经验不符,那么就要质疑其可靠性了。

**2. 分类整理就业信息**　筛选过后的就业信息依旧是分散的、碎片化的,毕业生应该根据自身的需求进行分类整理,以达到有效利用就业信息的目的。

**(1) 就业信息的分类**

1) 按照职位要求分类:根据就业信息里招聘单位的性质、职位名称和内容、对应聘者的专业要求、学历程度、工作经验等要求进行分类。

2) 按照信息的时效性分类:对招聘信息发布的时间以及招聘的截止时间进行分析,删除已经超过截止日期的信息后,将有效信息按照招聘截止日期的先后顺序排序。

3) 按照地域分类:根据招聘职位的工作地点进行分类。

**(2) 就业信息排序**:毕业生在面对大量的就业信息时,还需保持清醒的头脑,结合自己的性格、兴趣、职业生涯规划等对就业信息进行评估,判断自身条件与哪个单位更匹配,然后按照匹配程度进行排序,把握重点。

**3. 善于挖掘潜在信息**　对于适合自己的就业信息,毕业生还应做到寻根究底,通过招聘信息挖掘关于用人单位的更多信息,掌握招聘信息背后的动机。

**(1) 挖掘背景资料**:分析就业信息中提供的用人单位基本情况,尤其要对招聘单位的历史、现状和未来有清晰的认识,通过官网、新闻报道、微信公众号等多途径尽可能多地掌握单位信息。

**(2) 挖掘招聘动机**:通过对招聘发布频率和招聘要求中的一些关键信息的分析,可以更明确招聘单位的动机。例如,如果一个用人单位在多个招聘平台短时间内多次发布某个职位的招聘信息,很有可能这个职位的需求比较急迫,这时及时投递简历可能会有较快的回复。如果企业的招聘要求写着精力充沛、有创业精神,背后的潜台词也许意味着企业处于初创期或者高速发展期,可能要经常加班,很多业务需要开拓,但晋升空间较大。

**4. 及时反馈就业信息**　确定就业信息以后还应该及时使用就业信息,一方面要及时准备应聘材料,另一方面还应根据招聘信息完善自我。

**(1) 及时准备应聘材料**:就业信息从发布之日起,就会被众多应聘者所知。因此,毕业生应尽快分析处理就业信息,并向意向单位反馈信息,机会稍纵即逝,一旦错过最佳反馈时机,可能会丧失面试机会。在投递简历一段时间之后,如果没有收到招聘单位反馈,毕业生应当积极主动与用人单位联系,评估应聘成功率,及早进行下一步打算。

(2)**完善自我**:分析了大量求职信息后,毕业生要注意根据就业信息对人才的要求及时发现自身不足,努力完善自己的知识储备,调整技能结构,提高就业能力,以弥补和目标职业之间的差距。

## (二)就业信息使用注意的问题

**1.信息的时效性**  就业信息和新闻一样,都非常注重时效性,毕业生既要做到及时收集就业信息,剔除过期的就业信息,还要懂得把握良机,一旦看准招聘职位,就要有所行动,及早投递简历或者与招聘单位取得联系,以免在自己犹豫不决时与心仪的职位擦肩而过。

**2.灵活运用信息**  在筛选就业信息的过程中,专业相匹配也是毕业生特别要考虑的一项标准,但有时候专业对口也不代表绝对适合自己,使用就业信息的时候应该注意灵活考虑,不能过于刻板,专业并不能完全代表一个求职者的职业能力。因此,在使用就业信息的过程中,毕业生应当保持清醒的头脑和积极的态度,客观分析自己的优势和劣势,机遇和挑战,当某个次要条件不能达到招聘单位的要求时,也不要轻言放弃,要对自己的实力充满信心,抓住机会努力尝试和争取,也许会有意外的收获。

**3.注意难度与胜任程度**  就业信息里的职位要求与毕业生的自身条件尽可能匹配,这样的就业信息对于毕业生才是最有用的信息。在应聘季,毕业生要提前对自己的职业能力有明确的定位,切忌好高骛远,过分注重高薪岗位,对一些适合自己能力但是薪资和职位一般的就业信息视而不见。如果应聘到自己不能胜任的岗位,工作过程中可能会感到力不从心,工作压力过大,长此以往,内心会产生挫败感。反之,由于自身的不自信或者迫于就业压力而选择一些难度过低的职位,也会导致求职者感到工作乏味和难以实现个人价值,进而丧失对工作的兴趣和热情,这对求职者的职业发展非常不利。因此,毕业生要全面衡量自己的各项能力,结合自身条件,分析和使用就业信息,合理评估自己的胜任程度,从实际出发,选用适合自己的就业信息。

**4.注重个人发展和社会发展相协调**  毕业生在使用就业信息的过程中应对就业信息的利用价值进行分析,对于一些夕阳行业,或者由于近期政策和经济形势影响而走下坡路的行业相关用人单位发布的招聘信息,应当谨慎考虑,如果应聘后企业发展受阻,则会影响到自己未来的职业发展。对于一些新兴经济领域或者国家重点扶持的行业,尤其是社会需求旺盛的行业相关用人单位发布的招聘信息,毕业生应当尤为关注,将自己的个人发展和社会发展紧密联系在一起,关注社会发展的走向,为自己规划更光明的职业前景。

**5.共享信息资源**  在收集和使用就业信息的过程中,往往会遇见一些对自己没有价值,但是对其他同学有用的信息。遇到这种情况,我们应当摆正心态,及时主动将这些信息共享给有需要的同学,最大限度地利用就业资源。就业信息交换不仅帮助其他毕业生增加就业机会,也增加了同学间沟通交流和增进友谊的机会。

## 第三节  就业权益保护

**案例导入**

小叶半年前通过网络求职,应聘某连锁整形医院的护士岗位,经过面试后被录用。在签订合同时,小叶发现合同中关于工作内容的规定不够细化,通过与医院的工作人员沟通,医院按照护士岗位要求对合同中的工作内容条款进行细化,并明确了具体的工作地点。小叶运用所学知识维护了自己的合法权益。

**请问**:

签订劳动合同的注意事项有哪些?

在就业过程中，侵害大学生权益的事情时有发生，个别用人单位利用大学生急于就业的心理，抓住大学生就业过程中的薄弱环节，设置陷阱，侵犯大学生合法权益。因此充分了解就业法规，维护自身就业权益十分必要。

## 毕业生就业过程中享有的基本权利

1. 自主选择权　根据国家有关规定，高校毕业生在国家就业方针、政策指导下进行自主择业，鼓励自主创业。

2. 接受就业指导权　《中华人民共和国高等教育法》规定，高等学校应当为毕业生提供就业指导和服务。

3. 获取信息权　毕业生获取就业信息时应注意以下 3 方面的问题：信息公开、信息全面、信息及时。

4. 被推荐权　毕业生享有被推荐权，包含以下几方面的内容：如实推荐、公正推荐、择优推荐。

5. 违约及求偿权　毕业生、用人单位签订协议后，任何一方不得擅自毁约。如用人单位无故要求解约，毕业生有权要求对方严格履行就业协议，否则用人单位应对毕业生承担违约责任并支付违约金。

## 一、就业协议与劳动合同

### （一）就业协议

就业协议是普通高等学校毕业生和用人单位在正式确立劳动人事关系前，经双向选择，在规定期限内确立就业关系、明确双方权利和义务而达成的书面协议。就业协议是用人单位确认毕业生相关信息真实可靠以及接收毕业生的重要凭证，也是高校进行毕业生就业管理、编制就业方案以及毕业生办理就业落户手续等有关事项的重要依据。就业协议在毕业生到单位报到、用人单位正式接收后自行终止。

**1. 就业协议书的概念**　就业协议书，又称"三方协议"，它以书面形式明确了用人单位、毕业生和高等学校三方在毕业生就业工作中的权利和义务，并由三方共同签订。毕业生就业协议书一般由教育部或各省、自治区、直辖市的就业主管部门统一制表。

**2. 就业协议书的主要条款**　用人单位和毕业生双方通过供需见面、双向选择，根据《普通高等学校毕业生就业工作暂行规定》，协商达成的主要条款如下。

（1）高校毕业生基本情况：姓名、性别、身份证号、专业、学制、毕业时间、学历、联系方式等。

（2）用人单位基本情况：单位名称、组织机构代码、单位性质、联系人及联系方式、档案接收地等。

（3）高校毕业生和用人单位约定的有关内容：工作地点及工作岗位；户口迁入地；违约责任；协议自动失效条款、协议终止条款；双方约定的其他事宜。

（4）各方应严格履行协议，任何一方若违反协议，应承担违约责任。

（5）其他补充协议。

用人单位应如实向毕业生介绍本单位情况、毕业生拟就业岗位情况，并通过对毕业生的详细了解和考核，同意录用其为本单位职工。

毕业生应如实向用人单位介绍自己的情况，了解单位的使用意图，并通过对用人单位的了解，愿意到用人单位就业，并愿意在规定期限内到用人单位报到，如遇特殊情况无法如期报到，毕业生须征得用人单位同意,并在双方另行约定的时间内到用人单位报到。

**3. 就业协议书的签订流程及注意事项**

ER 7-4
签订就业协议书的注意事项

**(1)就业协议书的签订流程**

第一,毕业生和用人单位双方达成协议,并在就业协议书上签署意见、签名和盖章。用人单位如接收毕业生档案,则应在就业协议书上注明档案投递单位和地址。

第二,用人单位上报上级主管部门审批,签署意见和加盖公章。

第三,用人单位办齐接收手续后,由毕业生将就业协议送到学校就业工作部门进行鉴证登记。

第四,学校审核同意后盖章,将用人单位留存联和毕业生留存联交由毕业生,另外一联由学校留存。毕业生应及时将用人单位留存联交回用人单位人事部门进行备案,将毕业生留存联妥善保管。

**(2)签订就业协议书的注意事项**

第一,充分了解用人单位。在签订就业协议前,毕业生应全面了解用人单位,其中包括单位资质条件、营业范围、应聘岗位情况、福利待遇等,经过充分了解和慎重考虑后,再与用人单位签订就业协议。

第二,按照规定流程签订协议。毕业生应先与用人单位达成意向并签订协议,高校院系签署意见后再交给校级就业工作部门,校级就业工作部门审核同意后上报所在省教育厅,纳入就业方案,最后由学校完成毕业去向登记。

第三,明确就业协议的内容。毕业生和用人单位可对合理的协议内容进行协商,并在协议中体现明确好的内容,如福利待遇、违约责任等。

第四,注意就业协议与劳动合同的衔接。就业协议书一般是在毕业生未取得毕业证之前签订,一旦取得毕业证,用人单位和毕业生应及时签订劳动合同。在劳动合同生效后,就业协议一般就失去其效力。为了更好地保护双方的权益,应尽可能将劳动合同的主要内容体现在就业协议的约定条款中。毕业生在规定或约定期限内到用人单位报到后,双方应按照有关法律法规的规定,订立劳动合同,并办理有关入职手续。劳动合同订立后,就业协议自动终止。签订的劳动合同应以中华人民共和国人力资源和社会保障部公布的范本为参照,条款中应有一部分明确用人单位聘用毕业生的岗位、服务期限、试用期、工作地点、符合国家有关规定的工作条件和劳动保护、试用期薪资待遇和转正后的薪资待遇、购买的社会保险以及其他补充福利等。

随着我国劳动法律法规的逐步完善和毕业生就业制度改革的逐步推进,就业协议书的内容也在不断规范。目前,一些用人单位和毕业生在签订就业协议时,会把部分劳动合同的内容提前协商并附在协议上,进一步明确双方的权利和义务。

**4. 就业协议书的解除与违约责任** 就业协议一经毕业生和用人单位双方签订,即使未经学校鉴定,也同样具有法律效力,不可随意解除。毕业生与用人单位签订了就业协议书后,毕业生和用人单位都应认真履行协议。

就业协议的解除分为单方解除和三方解除。单方擅自解除协议,属于违约行为,解约方应对另两方承担违约责任。单方依法或依协议解除是指一方解除就业协议有法律上或协议上的依据,如某护理专业毕业生与某医院签订就业协议时,约定毕业生须取得毕业证和通过护士执业资格考试,取得证书方可上岗,当毕业生违背该条款时,用人单位有权单方解除就业协议。此类单方解除,解除方无须对另二方承担法律责任。倘若毕业生因特殊原因要求违约,应承担违约责任。已签订就业协议书的毕业生,如要违约,须办理解约手续。

(1)到原签协议书的单位办理书面同意的解约函,并盖单位公章。

(2)向就业工作管理部门提出书面申请阐明解约理由,并附上单位及上级人事主管部门审核同意的解约函,交学校就业管理部门。

（3）学校就业管理部门根据有关规定审批换发新的就业协议书。

三方解除是指大学生、用人单位、学校三方经协商一致，取消原签订的协议，使协议不发生法律效力，三方均不承担法律责任。

### （二）劳动合同

**1. 劳动合同的概念** 劳动合同是劳动者与用人单位之间订立的确立双方劳动关系、明确双方权利和义务的书面协议。劳动合同的签订是为了保护劳动者的合法权益，构建和发展和谐稳定的劳动关系。

**2. 劳动合同必备条款** 按照《中华人民共和国劳动合同法》第十七条的规定，劳动合同应当具备以下条款：用人单位的名称、住所和法定代表人或者主要负责人；劳动者的姓名、住址和居民身份证或其他有效身份证件号码；劳动合同期限；工作内容和工作地点；工作时间和休息休假；劳动报酬；社会保险；劳动保护、劳动条件和职业危害防护；法律、法规规定应当纳入劳动合同的其他事项。

**3. 劳动合同的签订** 用人单位和高校毕业生确定建立劳动关系，应当签订合同。根据《中华人民共和国劳动合同法》第十条的规定，建立劳动关系，应当订立书面劳动合同。已建立劳动关系，未同时订立书面劳动合同的，应当自用工之日起一个月内订立书面劳动合同。用人单位与劳动者在用工前订立劳动合同的，劳动关系自用工之日起建立。

**4. 劳动合同的终止** 根据《中华人民共和国劳动合同法》第四十四条的规定，有下列情形之一的，劳动合同终止：劳动合同期满的；劳动者开始依法享受基本养老保险待遇的；劳动者死亡，或者被人民法院宣告死亡或者宣告失踪的；用人单位被依法宣告破产的；用人单位被吊销营业执照、责令关闭、撤销或者用人单位决定提前解散的；法律、行政法规规定的其他情形。

**5. 劳动合同的解除** 是指当事人双方提前终止劳动合同的法律效力，解除双方的权利义务关系。劳动合同的解除分为法定解除和约定解除两种。根据劳动法的规定，劳动合同既可以由单方依法解除，也可以双方协商解除。

（1）**用人单位单方解除劳动合同**

1）第一种情况是过失性辞退，用人单位可解除劳动合同。根据《中华人民共和国劳动合同法》第三十九条的规定，劳动者有下列情形之一的，用人单位可以解除劳动合同：在试用期间被证明不符合录用条件的；严重违反用人单位的规章制度的；严重失职，营私舞弊，给用人单位造成重大损害的；劳动者同时与其他用人单位建立劳动关系，对完成本单位的工作任务造成严重影响，或者经用人单位提出，拒不改正的；因本法第二十六条第一款第一项规定的情形致使劳动合同无效的；被依法追究刑事责任的。

2）第二种情况是无过失性辞退，根据《中华人民共和国劳动合同法》第四十条的规定，有下列情形之一的，用人单位应提前三十日以书面形式通知劳动者本人或者额外支付劳动者一个月工资后，可以解除劳动合同：一是劳动者患病或者非因工负伤，在规定的医疗期满后不能从事原工作，也不能从事由用人单位另行安排的工作的；二是劳动者不能胜任工作，经过培训或者调整工作岗位，仍不能胜任工作的；三是劳动合同订立时所依据的客观情况发生重大变化，致使劳动合同无法履行，经用人单位与劳动者协商，未能就变更劳动合同内容达成协议的。

此外，根据《中华人民共和国劳动合同法》第四十二条的规定，劳动者有下列情形之一的，用人单位不得以无过失性辞退和经济性裁员的方式擅自解除劳动合同：一是从事接触职业病危害作业的劳动者未进行离岗前职业健康检查，或者疑似职业病患者在诊断或者医学观察期间的；二是在本单位患职业病或者因工负伤并被确认丧失或者部分丧失劳动能力的；三是患病或者非因工负伤，在规定的医疗期内的；四是女职工在孕期、产期、哺乳期的；五是在本单位连续工作满十五年，且距法定退休年龄不足五年的；六是法律、行政法规规定的其他情形。

（2）**劳动者单方解除劳动合同**：根据《中华人民共和国劳动合同法》第三十七条的规定，劳动者提前三十日以书面形式通知用人单位,可以解除劳动合同。劳动者在试用期内提前三日通知用人单位,可以解除劳动合同。或者根据该法第三十八条的规定,用人单位有下列情形之一的,劳动者可以解除劳动合同:一是未按照劳动合同约定提供劳动保护或者劳动条件的;二是未及时足额支付劳动报酬的;三是未依法为劳动者缴纳社会保险费的;四是用人单位的规章制度违反法律、法规的规定,损害劳动者权益的;五是因该法第二十六条第一款规定的情形致使劳动合同无效的;六是法律、行政法规规定劳动者可以解除劳动合同的其他情形。用人单位以暴力、威胁或者非法限制人身自由的手段强迫劳动者劳动的,或者用人单位违章指挥、强令冒险作业危及劳动者人身安全的,劳动者可以立即解除劳动合同,不需事先告知用人单位。

### 6.签订劳动合同的注意事项

(1)**未签合同先知法**:为了切实保障自身利益,劳动者在与用人单位签订劳动合同前,应先了解我国有关保护劳动者合法权益的法律法规,其中最具代表性的是《中华人民共和国劳动法》和《中华人民共和国劳动合同法》。在签订劳动合同前,劳动者应先充分了解双方当事人的权利与义务,劳动合同的订立、履行、变更、终止和解除,以及违约责任等。

(2)**合同内容和形式应合法**:一份具有法律效力的劳动合同应当以书面形式呈现,并且签订的程序应符合法律规定。合同至少一式两份,双方当事人各执一份。在劳动合同的内容上,求职者应当先确认所签订的劳动合同是否能够产生法律约束力,主要从以下几个方面进行确认:用人单位是否为合法劳动组织,能够依法支付工资,购买社会保险,采取安全生产措施,提供劳动保护条件,能承担相应的民事责任。

(3)**工作内容要细化**:工作内容与劳动者权利密切相关,却也容易发生争执。为了更好地保护自己,劳动者可要求用人单位对岗位内容进行适当细化。求职者如对工作地点有要求,也应当一并在合同中明确。

(4)**合同细节要审查**:对于试用期、待遇条件、培训、福利待遇、保守商业秘密等求职者希望在合同中体现的内容,应当和用人单位明确,并在合同中写明。此外,应当注意这些内容的设定是否合法。

### (三)就业协议书与劳动合同的联系与区别

**1.联系**　就业协议书和劳动合同都是求职者与用人单位相互达成意向后签订的书面协议,都是具有法律效力的文件。

**2.区别**

(1)**主体和目的不同**:就业协议书的主体是高校毕业生、用人单位和学校三方。高校毕业生和用人单位达成就业意向,签订协议后交回学校进行毕业去向登记办理。劳动合同则是毕业生在规定期限内到用人单位报到后和用人单位签订的、用于确定双方劳动关系、规定双方权利和义务的书面协议。

(2)**签订的时间和有效期不同**:就业协议书一般是在毕业生拿到毕业证、正式到单位报到之前签订,劳动合同是在毕业生正式报到后签订。就业协议书的效力始于签订之日,在订立劳动合同后,就业协议书自动失效。劳动合同有效期以双方约定的时间为准。

(3)**适用的法律不同**:就业协议发生争议后,主要依据《中华人民共和国民法典》关于合同的相关规定、协议本身约定条款、毕业生相关就业政策来加以解决。劳动合同的争议则主要是根据《中华人民共和国劳动法》《中华人民共和国劳动合同法》及相关法规、规章来处理的。

## 二、社会保障制度

### (一)社会保险

社会保险是我国社会保障制度的一个核心组成部分,根据《中华人民共和国劳动法》《中华人民共和国社会保险法》等法律法规的规定,用人单位和劳动者必须依法参加社会保险(包含养老保险、医疗保险、失业保险、工伤保险、生育保险），缴纳社会保险费。其中，养老保险、医疗保险、失业保险这三种险的保费由用人单位与职工共同缴纳，工伤保险和生育保险由用人单位承担保费。

**1. 养老保险**　是国家和社会根据一定的法律和法规，为解决劳动者在达到国家规定的解除劳动义务的劳动年龄界限，或因年老丧失劳动能力退出劳动岗位后的基本生活而建立的一种社会保险制度。城镇职工以本人上一年度月平均工资为缴费工资基数，按照 8% 的比例缴纳基本养老保险费，全额计入个人账户。

**2. 医疗保险**　是为补偿疾病所带来的医疗费用的一种保险。我国的基本医疗保险制度实行社会统筹与个人账户相结合的模式。基本医疗保险覆盖城镇所有用人单位及其职工；所有企业、国家行政机关、事业单位和其他单位及其职工必须履行缴纳基本医疗保险费的义务。

**3. 失业保险**　是国家通过立法强制实行的，由社会集中建立基金，对因失业而暂时中断生活来源的劳动者提供物质帮助进而保障失业人员失业期间的基本生活，促进其再就业的制度。按照规定，失业保险须缴纳满 1 年且符合相关规定，失业职工才可享受失业保险待遇。

**4. 工伤保险**　是通过社会统筹的办法，集中用人单位缴纳的工伤保险费，建立工伤保险基金，对劳动者在生产经营活动中遭受意外伤害或职业病，并由此造成死亡、暂时或永久丧失劳动能力时，给予劳动者及其实用性法定的医疗救治以及必要的经济补偿的一种社会保障制度。这种补偿既包括医疗、康复所需费用，也包括保障基本生活的费用。工伤保险不同于养老保险等险种，劳动者不缴纳保险费，全部费用由用人单位负担。即工伤保险的投保人为用人单位。

**5. 生育保险**　是国家通过立法，在怀孕和分娩的妇女劳动者暂时中断劳动时，由国家和社会提供医疗服务、生育津贴和产假的一种社会保险制度，国家或社会对生育的职工给予必要的经济补偿和医疗保健的社会保险制度。中国生育保险待遇主要包括两项。一是生育津贴，二是生育医疗待遇。2019 年 3 月，国务院办公厅印发的《国务院办公厅关于全面推进生育保险和职工基本医疗保险合并实施的意见》，2019 年底前实现生育保险和职工基本医疗保险合并实施。

### （二）住房公积金

住房公积金是由国家机关、国有企业、城镇集体企业、外商投资企业、城镇私营企业及其他城镇企业、事业单位、民办非企业单位、社会团体（以下简称单位）及其在职职工缴存的长期住房储金。单位录用职工的，应当自录用之日起 30 日内到住房公积金管理中心办理缴存登记，并持住房公积金管理中心的审核文件，到受委托银行办理职工住房公积金账户的设立或者转移手续。

住房公积金的提取要符合《住房公积金管理条例》第二十四条的规定，职工有下列情形之一的，可以提取职工住房公积金账户内的存储余额：

1. 购买、建造、翻建、大修自住住房的。
2. 离休、退休的。
3. 完全丧失劳动能力，并与单位终止劳动关系的。
4. 出境定居的。
5. 偿还购房贷款本息的。
6. 房租超出家庭工资收入的规定比例的。

## 三、常见的求职陷阱与应对措施

毕业生面对大量的就业信息，由于缺乏相关的求职经验，在搜集、整理及使用的过程中，往往容易落入一些不怀好意的单位或者个人设置的陷阱中。所以，毕业生还需要增强法律意识、安全意识，提高警惕，识别各类虚假招聘信息和招聘骗局。

### （一）常见就业陷阱

**1. 非法中介陷阱**　一些非法职业介绍机构以介绍工作为名，向求职者变相收取报名费、服装费、体检费、培训费、押金、岗位稳定金、资料审核费等各种名目的费用，骗取求职毕业生信息。它们的典型特征是没有人力资源服务许可等相关资质，这些非法中介机构即便提供了岗位信息，往往也是与高校毕业生求职需求不匹配甚至是虚假的就业岗位。

**2. 合同陷阱** 在合同签订过程中，个别用人单位为降低用人成本、规避用工责任而侵犯毕业生合法权益。有的只签订就业协议书或以谈话、电话等口头形式约定工作相关事项，没有签订书面劳动合同。有的合同内容简单，缺少工作岗位、工作地点、工资、工作条件、合同期限等具体内容。有的以少缴税款为由，同时准备两份不同薪资的"阴阳合同"。有的包含"霸王条款"，要求几年内不得结婚、无条件服从加班、试用期离职不结算工资等。

**3. 试用期陷阱** 一些用人单位为了获得廉价的劳动力，利用应届毕业生求职心切但又缺少维权意识的弱点，在试用期上埋下了"地雷"。有的用人单位超过法定上限约定长时间试用期或者重复约定试用期。有的用人单位以试用期为由，支付工资低于当地政府规定的最低工资标准或者不缴纳社会保险。有的用人单位为了降低用人成本，大量招聘应届高校毕业生，试用期约定较低的工资，等试用期结束后，便以各种理由解聘，即"假试用，真使用"。

这类试用期陷阱屡屡得逞的主要原因：求职者对国家现行的劳动法律法规不了解，以企业经营者的说法为准，这是相当危险的。根据《中华人民共和国劳动法》《中华人民共和国劳动合同法》及其相关法规、规章的规定，试用期应包括在劳动合同期限之内，最长不得超过 6 个月。试用期的长短与劳动合同期限有一种对应关系。如果试用期约定超过了法律规定的期限，劳动者可以要求变更相应的劳动合同期限，也可以要求用人单位对超过部分按照非试用期工资标准支付工资。同时，员工在试用期内享有劳动报酬权，月薪不得低于当地最低工资标准。即使有的用人单位不愿意与试用工签订劳动合同，但是事实劳动关系也同样受法律保护。求职者若是明确了这些规定，就不会轻易被骗。虽然法律同时规定：求职者在试用期间被证明不符合录用条件的，用人单位可以解除劳动合同。但是，这并不意味着用人单位可以在试用期内随意地辞退求职者。求职者若是碰到类似的问题，可以向劳动保障部门、人力资源部门举报或求助，请求帮助维权。

**4. 虚假招聘陷阱** 有的用人单位为了增加对高校毕业生的吸引力，往往故意夸大单位规模、业绩、发展前景、工资和福利等，在发布招聘信息时，故意玩弄文字游戏，对招聘职位的工作内容做模糊化处理。

## （二）防范求职陷阱的方法

**1. 增强求职安全意识** 大学生要增强识别就业陷阱的意识与能力，不走所谓的"求职捷径"。面对所谓的"高薪诚聘"，要保持警惕，不要相信"天上掉馅饼"的好事。毕业生可通过企业官网、媒体报道、工商登记注册信息等查询用人单位基本情况，仔细甄别各类招聘信息，不要盲目轻信。

**2. 使用正规求职渠道** 大学生找工作一定要通过正规渠道，可通过国家 24365 大学生就业服务平台、高校就业网站等国家有关部门、地方和高校的校园招聘等正规途径获取就业信息。如果是在小广告上获取的招聘信息，一定要增强防范意识。应聘前，要尽量了解、核实中介机构和招聘单位情况，如对方要求先行支付押金、培训费、介绍费等，十有八九是骗局。若通过中介落实工作，正规的机构一般具有以下特征：在办公场所挂有营业执照及人力资源服务许可证的原件；公示劳动监察机关举报受理电话；收费时出具由税务部门监制的收费名目与实际服务项目相符的发票；对收费标准、服务项目等均有明码标价；服务人员持有职业资格证。

**3. 运用法律维护就业权益** 大学生要了解学习就业有关法律知识，学会用法律维护自身权益。如在求职中确有遇到侵害本人合法权益情况，要积极收集并留存有关证据，及时向学校求助或向公安机关报案。

（徐 鹏）

思考一下自己的强项、弱项、个人喜好以及志向都有哪些。求职者还应该考虑要申请的求职单位的风格与需求、可能的竞争对手，以及自己有哪些别人没有的技能。

## （一）简历内容的格式设计

**1. 时序型** 是最常见的格式，也是最受用人单位欢迎的一种。它按时间顺序列出求职者的工作经历和教育背景，从最近的开始，然后逐渐回溯到更早的经历。这种格式突出求职者的职业发展历程，使用人单位能够清晰地了解其工作经验和学历。时序型格式的重要特点是要罗列出每一项职位下求职者的责任、该职位所擅长的技能以及最关键的、突出的成就。关注的焦点在于时间、工作持续期、成长与进步以及成就。时序型简历对于拥有稳定职业历史的人来说特别适用，因为它能够展示出求职者的职业发展趋势。

**2. 功能型** 更侧重于强调求职者的技能、能力和成就，而不是按照时间顺序列出经历。这种格式将求职者的技能和成就分为不同的部分，以突出其在不同职位中取得的成功和经验。功能型简历通常适用于职业转型或者经历中存在较大的时间间隔时，因为它可以集中展示求职者的能力，而不仅仅是时间线。

有些招聘人员对功能型的格式存在着偏见，认为有些特殊的求职者，如频繁跳槽者、大龄求职者、改变职业者、有就业记录空白或者存在学术性技能缺陷的人以及经验不足者更适合使用这种格式。这些招聘人员往往认为，如果求职者没有以时序方式列出其工作经历，那么其中必有原因而且这种原因值得深究。

**3. 组合型** 是时序型和功能型简历的混合体。它首先突出求职者的技能、成就和资格，然后按时间顺序列出相关的工作经历和教育背景。这种格式的优势在于它能够突出求职者的技能，同时也提供了其职业发展历程，使用人单位能够全面了解求职者的职业技能和职业经历。组合型简历适用于那些想要强调特定技能和经验的求职者，同时也要展示他们的职业经历。

这种组合型格式很受用人单位的欢迎。事实上，它既强化了时序型格式的功能同时又避免了使用功能型格式而招致的怀疑。当功能部分信息充实，有用人单位感兴趣的材料，而且工作经历部分的内容又能够强有力地作为佐证加以支持时，尤为如此。

**4. 履历型** 使用者绝大多数是专业技术人员或者是那些应聘的职位仅仅需要罗列出能够表现求职者价值的信息。例如护理专业学生就是使用履历型格式的典型。在履历型格式中无需其他，只要罗列出履历，如就读的医学院、实习情况、职业证书获得情况、就职的医院、参加的社会实践活动、获得各级各类的表彰奖励情况，以及发表的论文、著作等。

**5. 图谱型** 是一种与传统格式截然不同的简历格式。传统的简历写作只需要运用求职者的左脑，求职者的思路限定于理性、分析、逻辑以及传统的方式。而使用图谱型格式还需要开动求职者的右脑（大脑的这一半富于创意、想象力和激情）。曾经有用人单位要求面试者提供不超过 30 个字的简历，这样的要求用传统的简历模式是无法达到的，但使用图谱的方式就完全可以展示，因为图谱型的简历更具有直观性，更加充满活力。

每种简历格式都有其独特的优点和适用场景，求职者可以根据个人情况和职业目标选择最适合的格式。无论求职者选择哪种格式，都要确保内容清晰、有条理，以便为用人单位提供最佳的信息。

## （二）简历内容的组成

简历的格式有很多，不同的格式侧重点各有不同，不管哪一种格式，目的都是要把个人的基本情况、重要信息直接呈现给用人单位，简历的内容才是简历最重要的部分，一份完整的简历一般由以下几个部分组成。

**1. 标题** 一般为"简历""个人简历""求职简历"。近几年也有应聘者不用标题，在标题的位置上写上自己的名字，下面标注求职岗位，这样的方式便于用人单位对

ER 8-3

求职简历模板

应聘者的求职意向一目了然,也是不错的选择。

**2. 个人基本信息**　包括姓名、性别、出生日期(年龄)、民族、籍贯、政治面貌、所学专业、学历、学位、毕业学校等。

**3. 联系方式**　可以方便用人单位第一时间通知求职者参加面试或发布面试结果。通常包括电子邮件地址、电话号码(手机号)以及邮寄地址(可以是学校或家庭地址)。最好不要写社交账号。用人单位最常用也最习惯用的方式是电话联系和发邮件。"联系方式"最好写在简历中的醒目位置,通常写在简历的顶端,确保准确无误。

**4. 照片**　很多简历模板在左上或右上角会设计照片的位置,在国内大多数用人单位会有特别说明要求放照片。如果应聘涉外的医疗机构或者公司,用人单位为了保证足够的公平,防止审阅人以貌取人,会对求职者的简历有特殊说明不允许体现照片。是否提供照片可看用人单位是否有特殊要求。如果需要提供照片,一定要选择最近 3 个月内拍摄的彩色一寸或二寸标准证件照,不要放大头照或艺术照。

**5. 教育背景**　教育经历排序通常采用倒序式表述,由高到低,即高学位、高学历先写,目的在于突出你的最高学历,列到高中部分即可。要写清楚所就读的学校、院(系)、专业、学习年限、学历等,如果成绩突出,最好写上成绩/排名。

**6. 研究成果**　包括但不限于发表的论文,参与的专利研究等,高职院校毕业生的研究成果相对较少,可以只列专业课程,说明自己的知识结构,也可罗列参加创新创业研究的相关内容,它是胜任应聘职位的具体能力体现。

**7. 经历**　这部分内容是简历的主体部分。随着社会的发展,用人单位对毕业生的综合素质要求不断提高,非常注重应聘者的经历。大部分在校学生都没有社会工作经历,但在学校所承担的学生干部工作、组织(参加)活动的情况、参与课题研究情况、社会实践活动或打工的工作经历,足以让用人单位了解你的组织能力、沟通能力和团队协作能力。

经历可以分为两种:一个是工作/实习经历,一个是课外活动/社会实践经历。这一部分通常列出 3~5 项即可,如果超过 5 项,则可能因为篇幅限制而无法完整呈现每一项的核心成就与亮点。在校生尚无全职工作经验,建议列出 1~2 项实习经历和 1~3 项课外活动经历(比如学校社团、医药科普宣传等)。

经历通常按时间倒序来排列,但如果最近的一份工作或活动并非最重要的经历,也可以把更重要的那一段列在最前面。呈现每段经历时一定要包括下列基本因素。

(1)**时间段**:阐明这段经历是从什么时候到什么时候。

(2)**单位名/社团组织名**:表达出这段经历的地点。如省妇女儿童医院、团市委、××学校学生会等。

(3)**地点**:要体现这段经历发生在哪个地方。如北京、广州、贵阳等。

(4)**职责与成就**:要体现出在这段经历中求职者的角色是什么,职责有哪些,取得了什么成就,尽可能用数据表现成就。

**8. 获奖情况**　这方面内容可以显示求职者的专业优势或者其他特长的优势。其主要包括:奖学金情况、评优情况、参加各级各类比赛的获奖证书;外语、计算机水平等级考试证书;获得的执业资格证书、职业技能等级证书及成果;等等。如果求职者有特殊的技能,比如获得了高级营养师证、"1+X"母婴护理职业技能等级证书或者托福和雅思的较高分数将更能获得用人单位的青睐。

**9. 兴趣爱好与特长**　能够有助于用人单位对求职者的进一步了解,如果求职者的兴趣爱好与特长能够与所竞聘的职务有很大的关系,应该体现在简历中。如果求职者的兴趣爱好和特长体现出很高的审美鉴赏力或有突出成就,也会给用人单位留下更好的印象。比如业余钢琴十级、跆拳道黑带等。

## 二、简历制作的基本要求

### （一）简历制作应遵循的原则

ER 8-4

求职材料准备
的针对性原则

把个人简历写出来很容易，把简历做好却不容易。纵使简历的内容、格式和使用目的多种多样，但还是要遵循一定的原则。

**1.清晰度原则**　简历应简明扼要、清晰易读。重要信息应突出，避免冗长的叙述和复杂的排版，以便用人单位能迅速了解求职者的信息。

**2.针对性原则**　每份简历应根据申请的职位进行定制。突出与目标职位相关的技能和经验，以增加吸引力。

**3.真实性原则**　提供真实和准确的信息，避免夸大或虚假陈述。不诚实的简历可能会对求职者的声誉产生负面影响。

**4.格式一致性原则**　保持一致的格式和排版，使用相同的字体、字号和标题样式，以确保整洁和美观。

**5.关键词优化原则**　使用与目标职位相关的关键词，以帮助求职者的简历在自动筛选系统中脱颖而出。

**6.量化成就原则**　强调求职者的成就和贡献，使用具体的数据和事例来支持求职者的主张，以增加可信度。

**7.审校原则**　仔细审查和校对简历，避免出现错漏字等错误。另外，简历要避免使用第一人称"我"。

**8.反馈原则**　寻求他人的反馈和建议，以改进和完善自己的简历。

这些原则有助于简历展示出求职者的优势和特色，吸引用人单位的注意，并提高获得面试机会的概率。简历制作时应根据个人情况和申请的职位进行调整，使求职应聘更加精准。

### （二）内容上的组织技巧

**1.针对性至关重要**　避免制作通用的简历，因为不同的用人单位和职位对求职者的要求各不相同。建议根据自己的求职方向，在一份基础简历的基础上制作多个针对性较强的变体版本。在制作每个版本时，先确定目标职位，然后根据招聘单位的特点和职位要求进行量身定制。这种有针对性的简历制作方式能够使求职者更好地满足不同用人单位的需求，提高获得面试机会的概率。

**2.格式设计须精心研究**　虽然网络上提供了大量的简历模板和封面样式，但这些通用模板未必适合每个人。求职者应根据自己的情况和目标岗位，设计简洁而清晰的格式和排版。简历通常包括个人基本信息、求职意向、教育经历、学习实习经历、参加活动和社会实践、获得的表彰奖励等几个基本部分。此外，要根据用人单位对岗位的具体要求，适当添加相关内容。确保格式设计能够让简历容易阅读，让关键信息一目了然。

**3.强调成果和影响力**　简历不应只是对个人经历的平铺直叙，而应更多地突出求职者在工作和活动中所取得的成果和影响。使用具体的数据和实例来说明求职者的贡献，强调其过人之处和独特技能。告诉用人单位这些工作和活动对于以后的工作有何帮助，以及能够为单位带来什么价值。这种方法能够使求职者的简历更具说服力，使其脱颖而出。

举例："我带领了一个××人的团队，负责社团活动策划和对外沟通交流。"这句话没有语病，内容也没错，可是它不能让别人了解求职者有哪些成就，不足以给别人留下深刻的印象。如何提高这句话的分量呢？如果修改为："作为本社团历史上最年轻的部长，带领××人的团队组织了××场系列活动，并获得学校年度最佳社团称号。"这样表述会使内容更丰满立体、更有说服力。要知道"你干了什么"和"你成就了什么"是两码事。用人单位更想了解的是求职者的与众不同之处。

**4. 数字量化经历和成果**　很多时候，数字是最好用的武器，能瞬间"点亮"一段表述，起到画龙点睛的效果。

（1）举例1

1）无数字版本："作为社团联合创始人兼管理成员，组织各项活动，丰富了校园生活。"这个句子的表述过于模糊，也完全不能达到"推销"求职者的作用。"管理成员"具体指什么职务？成功组织了什么活动？如何丰富了校园生活呢？对于这样的表述，用数字来量化是最好的表述方法，因为每个人都读得懂数字，也容易对数字（而不是抽象的文字描述）产生概念。

2）有数字版本："作为××社团的联合创始人兼活动组织部部长，带领7人团队，1年内组织4场校级演讲比赛，总计1 000名在校学生参与，参与度全校社团排名第1。"

（2）举例2

1）无数字版本："作为院学生会学习部长，抓学风建设，提升了同学学习能力和成绩。"

2）有数字版本："作为院学生会学习部长，重点抓学风建设，带领7名部员，在全院15个班级范围内开展了一帮一结对子助学活动，共结对子123对。使全院学习成绩平均分由70.8分上升到81.5分，2个班级实现零挂科，5名同学（包括本人）荣获国家一等奖学金。"

要客观和准确地说明求职者在取得这些成就的过程中有什么创新、有什么特别的办法，起到了什么作用，并用量化的方式表现出来，这样的人才将普遍受到用人单位的青睐。

**5. 突出重点，强化优势**　在制作简历时，应突出关键信息，强化个人优势，避免简历成为一份过于杂乱的"大杂烩"。有些求职者可能会因为自己的多才多艺、品学兼优而想在简历中尽可能多地展示自己的各种才能和成就。然而，简历的目标是吸引用人单位的关注，而不是让他们迷失在过多的信息中。因此，在制作简历时，应注重突出重点，集中展示与目标职位相关的核心信息和优势。这包括与所申请职位直接相关的技能、经验和成就。通过强化个人的特长和与职位要求相关的资质，可以使简历更具有吸引力和说服力。

比如求职者要申请某三甲医院的ICU护士职务，对方要求吃苦耐劳、思维敏捷、专业知识扎实、操作技术娴熟。面对这样的要求，求职者需要将自己在学校专业学习和实习中的优势与特长展现出来，重点突出基础护理和临床护理知识考试成绩情况、专业知识竞赛的参与和获奖情况；如在ICU实习过程中掌握呼吸机、生命体征监测、中心静脉压检测技术等情况，这样的个人特质和专业优势描述可以让求职者在众多竞争对手中脱颖而出。又如，如果求职者要申请一家新媒体公司的实习，就该在简历里重点阐述与媒体相关的实习经历；如果求职者应聘的是编辑/撰稿人职位，就该多突出自己的写作能力、过去发表过的作品；如果求职者想进投资银行，就要多强调自己对金融的热情和了解……

总之，人们的记忆和认知能力都是有限的。很多时候，用人单位因为求职者的其中一个"标签"就记住了他，在写简历前多想想自己的核心竞争力是什么。

**6. 篇幅忌长，把握好度**　考虑到用人单位每天需要处理大量简历，建议将简历控制在一页纸内。招聘人员通常只能花不到1分钟的时间来审查每份简历，因此如果求职者的简历过于冗长，有可能会被忽略，错失面试机会。在简历中，不必使用复杂的句子。相反，可以使用动词开头的简短短语或关键词来强调求职者的成就和技能。如果有需要详细阐述的内容，最好将其概括在简历中，并在求职信或面试中进一步展开讨论。

**7. 认真细致，避免错误**　简历的制作需要极度严谨和细致，绝不能容忍任何错误。简历是求职者的形象代言人，在见面试官之前，它就先代表了求职者。因此，我们要确保简历在文字表达、逻辑结构、专业术语等方面都无可挑剔。在简历中，一个错字或专业术语的错误都可能导致面试机会的丧失。这些错误会让用人单位怀疑求职者的认真程度和细致程度，进而影响对求职者的评价。用人单位希望招聘的是细心、认真、可靠的候选人，而简历上的错误会给他们留下相反的印象。此外，格式方面的错误也要避免。简历应该有清晰的排版、整齐的格式，以及一致的字体和样式。这些细节反映了求职者的专业素养和求职态度，用人单位会对这些方面给予重视。以下这些格式方面的常见错误，要尽量避免。

(1)**标点符号出错**：比如把句号写成逗号，把英文的句号写成中文的句号等。

(2)**空格/空行出错**：比如开头本该左对齐却缩进了两行；日期没有右对齐等。

(3)**字号字体出错**：比如第一段用的还是4号宋体，第二段却无故变成3号楷体了。

(4)**段落间距出错**：比如前半部分的段落间都是2倍行距，后半部分却变成1.5倍了。

(5)**其他错误**：不该斜体的用斜体了，该居中的没有居中等。

8. **"中规中矩"好过"标新立异"** 有些应聘者大胆在简历上创新，想让自己的简历看上去与别人不一样从而能够脱颖而出。比如有人用了艺术字体，有人在简历里放了自己盛装出席时尚聚会的照片，甚至还有人用了表情符号卖萌，这些做法都是错误的，简历不是求职者恣意挥洒创意的地方。简历的性质决定了它是一份正规严谨的文件，卖萌搞怪可能会错失求职机会，标新立异在面试官的眼中也可能是不专业的表现。

9. **客观真实，诚信为本** 诚信是做人之根本，事业之根基。一个不讲诚信的人，很难在社会上立足。同理，如果求职者在简历中弄虚作假，将会失去更多的机会。即使求职者能侥幸获得面试机会，但有经验的面试考官在面试过程中一般都可以看穿，只要被发现有一处作假，就会觉得求职者处处作假，求职者将被拒之门外。建议求职者在写简历时一定要做到客观、真实，可根据自身的情况结合求职意向进行纵深挖掘，合理优化，而非夸大其词，弄虚作假。

10. **虚心请教** 请老师或专家帮忙审阅，有些同学觉得简历是很重要的材料所以不愿给任何人看，其实很多时候我们自己没法察觉的问题，在别人眼里却可以一目了然。请老师或朋友帮忙审阅，既可以对格式上的错误进行订正，也可以帮忙在措辞上进行润色，还可以对求职者自身特点的总结和提炼给予更好的建议。所以，简历整理好后，建议把简历发给值得信任的老师或朋友帮忙审阅。

### (三) 简历制作的其他细节

1. 如果曾在读书或工作期间休学或休过长假，简历中如何说明？因为休学休假而出现教育经历时间断档时，必须要在简历里说明原因以及在休假期间做了什么。如：健康出现问题而被迫请假休养；参与了创业、课题研究、发明专利创造；大学期间服从国家号召服兵役也是常见的休学原因。如果是主动选择的休假，最好多强调在"断档"期间取得的成绩。

2. **业绩和荣誉的佐证材料在简历中的位置** 业绩和荣誉的佐证材料可以作为附件附在个人简历的后面。一定要记住是复印件，千万不要寄送原件给招聘单位，以防丢失。也可以在保证清晰的前提下缩印多个证书在一页纸上，方便用人单位审阅。

3. **简历最容易出现的问题** 封面过于简单，没有美感，或没有任何信息；整体排版缺乏美感，字体大小不一；简历有错漏字；基本信息填写错误或不规范，尤其是毕业学校的名字；没有明确的求职目标；个人信息表过于简单，没有与应聘岗位相关的太多信息等。

当求职者精心准备好自己的简历以后，再检查一下简历是否回答了以下问题：简历是否写清了求职者的能力？它是否能够让用人单位尽快知道求职者的能力？是否写清了求职者适合竞聘岗位的条件和基础？还有无效信息需要删除吗？如果你是用人单位人力资源（human resource, HR），你会被这份简历打动吗？反复检查，使简历更加完善。

## 简历攻略

求职过程第一步非常重要，要做一份吸睛的简历。简历的最终文件最好生成 PDF 格式，美观且避免乱码。

简历怎么写？第一，照片不要过度编辑；第二，简历篇幅控制在一页纸以内；第三，不要盲目下载网上千篇一律的简历模板，内容要具体，将看上去层次及技术含量低的工作内容用相关的专业术语来表达，将与职位相关的工作实习经历重点描述；第四，用数字说话，比如实习经历可以结合钱、时间、数量等阐述，越具体越好。

总之，简历遵循"二要二不要"：要突出自身优势，要弥补自身劣势；不要简历造假，不要一份简历"走天下"。

# 第二节 求 职 信

小明，一名即将毕业的高职护理专业学生，一直梦想着能够在一家知名的医院开始他的职业生涯。他在学校期间努力学习，成绩优异，积累了丰富的护理实践经验，实习期间表现良好，得到实习所在医院高度好评。但现在他面临一个关键的挑战：如何用一封出色的求职信来吸引心仪医院的注意，让自己脱颖而出？求职信到底应该怎么写，包含哪些基本内容？

**请问：**

1. 求职信与简历是什么关系？
2. 一封成功的求职信应该包括哪些关键元素，才能在竞争激烈的医疗行业脱颖而出？

求职信是求职者写给用人单位的信，属于商业信函，要求规范严谨，足以吸引招聘者的目光。求职信集介绍、自我推销和下一步行动规划于一身，它总结归纳了履历表，并重点突出求职者的背景材料中与未来用人单位最有关系的内容。一份好的求职信能体现求职者清晰的思路和良好的表达能力。换句话说，它体现了求职者的沟通交际能力和求职者的性格特征。求职信能够吸引招聘者的眼球，直接关系到求职者是否能获得面试的机会，关系到择业的成功与否。一封求职信，无论内容多么完备，如果吸引不了对方的注意，则一切枉然。因此，求职信的高质量被人们普遍认为是求职成功的前提条件。

## 一、求职信的内容

标题、称呼、正文、结语、落款是求职信的 5 个部分。

### （一）标题

求职信与其他信件最大的不同就是有标题，求职信的标题通常是在第一行中间写上"求职信"或"自荐信"三个字，要醒目、简洁、美观大方。

### （二）称呼

写求职信，称呼一定要准确得当，求职信的称呼一般是姓氏加职务，当然别忘了相应的尊称。准确的称呼对求职信很重要，如果在称呼上出问题，那么招聘者会很反感，从而否定求职者这个人。

### （三）正文

正文是求职信的重点和核心内容，要简洁而有针对性地提炼简历的内容，尤其要突出自己的亮点和优势，让对方觉得求职者各方面的条件都与招聘条件匹配，与职位要求吻合。

**1. 引言**  引言部分是求职信的开头，用于引起阅读者的兴趣。在这里，求职者可以简要介绍自己，提到其是如何得知职位空缺的，并表达对该职位的兴趣。引言段落的目标是吸引读者的注意，让他们继续阅读这封求职信。

**2. 自我介绍**  在接下来的段落中，求职者需要详细介绍自己的背景、教育和工作经验。强调与职位相关的技能、成就和特长。这一部分需要展示求职者为何是一个理想的候选人，为招聘者提供有关求职者的核心竞争力。

**3. 关于单位的信息**  这一部分表达求职者对用人单位的认可和兴趣，表明其已经对用人单位进行了了解，并且确信自己适合该单位文化。这里可以提到单位的使命、价值观和成就，以展示求职者与单位的关联度。

**4. 强调匹配**  在求职信中，强调求职者的技能和经验如何与单位的需求和职位要求相匹配。说明求职者是一个可以为单位增加价值的候选人，提供了解决问题和取得成功的能力。

**5. 陈述动机**  这一部分解释求职者为什么对这个职位感兴趣，并且为什么想在这家单位工作。强调求职者的职业目标与单位的使命和价值观的一致性，表达两者间的文化契合度。

### （四）结语

求职信结尾，要把求职者想得到工作的迫切心情表达出来，请用人单位尽快答复，并以恰当恳切的方式请求安排面谈。内容要具体简明，语气要热情、诚恳、有礼貌，向对方表示感谢。提醒读信者，在求职信后的有关附录或附件。同时要告诉对方求职者的联系方式，可以是电话或者电子邮箱等，以便招聘单位联系求职者。

### （五）落款

落款是求职信中的最后一部分，包括署名和日期。署名写在右下角，要写全名，字迹要清楚、工整。日期写在名字下面，应在右下角注明，并注意日期一定要写在最近，以表明这封求职信是专门为应聘这个职位准备的。

求职者众多，一封情真意切的求职信会是求职简历的有力补充，给 HR 留下深刻印象，从而获得面试机会。所以，千万不要轻视求职信的作用。

## 二、求职信的基本要求

写求职信的时候，求职者要有正在和某个人说话的感觉，求职信要能让人感受到求职者的热情洋溢，彬彬有礼，不卑不亢，应具有使招聘者觉得此人值得一见的效果。一份好的求职信，要执行两大功能：一是要推销求职者适合所申请职位的要求，如果看上去似乎有不足之处，必须在求职信中加以弥补；二是要展示求职者对职位的理解，表达求职者对职位的理解，远远胜过表达求职者对职位的兴趣，因为兴趣人人都可以有，而理解却是见仁见智的。所以，求职者在撰写求职信前要做好相关准备。

### （一）写求职信前考虑的 5 个问题

**1. 写求职信的目的**  是想获得一个具体的职位、一次面试的机会，还是仅仅希望有人通过电话花 10~15 分钟与求职者沟通有关机构的情况等。

**2. 未来用人单位需要**  期望得到的职位中，哪项技能、知识和经历是最重要的。

**3. 目标岗位的要求**  通过查阅该公司提供的招聘广告或招聘资料，了解公司目标岗位的真实要求。

**4. 符合职位或岗位要求的 3~5 个优点**  如果是针对某个具体的职位写求职信，那么所列的求职者的优点应是招聘广告上需求的；如果不是针对具体的职位的话，就按通常所需知识和经历来写。

**5. 想为此公司或用人单位服务的理由及对该单位的了解**　对该单位的了解有多少？比如是否了解未来单位的产品或服务、发展战略、企业文化、阶段目标、用人理念等信息，将这些信息与自己的背景、价值观和目标做关联，也是十分重要的。

求职者须将以上问题一一考虑成熟后，形成一个清晰的思路，那么接下来就可以写求职信了。

### （二）求职信写作注意事项

**1. 结构清晰，格式严谨**　求职信应该具有明确的结构，一般包括标题、称呼、正文、结语和落款。合适的格式包括字体、字号和段落间距，确保信件易于阅读。

**2. 真实诚恳，切忌吹嘘**　写求职信，必须真诚。求职信表达求职者的求职意向，必须讲求一个"诚"字，这是做人的起码要求，不讲大话和空话，不过高宣扬自己；表现一个"真"字，不要过于谦虚，将自己的优点说得平平。夸大与自谦都不利于自荐和用人单位挑选，最好用成绩和事实来代替华而不实的修饰语。

**3. 量体裁衣，"量身定做"**　面对不同的招聘单位和具体职位，求职信在内容侧重点上要有所不同，必须有很明确的针对性。求职信和简历一样，都讲究针对性，缺乏针对性的简历和求职信只会被有经验的招聘人员识破并弃置一旁。在信的主体部分，应强调求职者的技能、经验和成就，特别是与目标职位相关的方面，并使用具体的例子或数据来支持。

**4. 突出主题，引人入胜**　求职信一般只有几秒的时间吸引招聘者继续看下去。在求职信中要重点突出求职者的背景材料中与未来用人单位最有关系的内容。通常招聘人员对与其企业有关的信息最为敏感，因此要把求职者与企业或职位之间最相符的信息表达清楚。

**5. 言简意赅，避免冗长**　求职信篇幅过长会让对方厌烦，过短又说不清问题，而且会给人一种不认真、不严谨的感觉。求职信最好不要超过一页纸，招聘者有明确要求时除外，内容要短小精干，避免空泛和重复。因为招聘人员的工作量很大，时间宝贵，求职信过长会使其效率大大降低。

**6. 语句通顺，文字规范**　一封好的求职信不仅能体现求职者清晰的思路和良好的表达能力，还能考查出其性格特征和职业化程度。虽然只是一封求职信，但也要写出文采，不能随便对付，切忌有错字、别字、病句及文理欠通顺的现象发生。

**7. 语气重要，保持庄重**　有些求职信尽管表面看去感觉不错，但仔细一看有些语句实在让人不敢恭维，非常反感。出现这种情况，极易导致求职失败。使用专业的、正式的语言和用词，避免使用口语化的非正式语言等表达方式。

常见的不庄重语气有以下几种，在应聘时应尽可能避免：

（1）**限定答复时间**：如"敬请某月某日前复信为盼"等，表面上看相当客气，但这种客气非常让招聘者反感。

（2）**规定义务**：如"盼望获得贵单位的尊重和考虑"等，好像招聘者如果不接收求职者就是对其不尊重。

（3）**以上压下的口气**：如"贵单位总经理（或某级领导）某先生要我直接写信给你"或"某领导很关心我的求职问题，特让我写信找你"等。

（4）**自视过高**：如"现有几家公司想要聘用我，请你们从速答复"，这样往往会使人不适而丧失应聘机会。

**8. 细致核查，事半功倍**　在发送求职信之前，要进行仔细地核查，因为细节往往决定了成败。以下是一些需要特别注意的方面：

（1）确保求职信的标题明确，如"求职信"或"自荐信"。

（2）同时，检查信中使用的收信人的姓名、职位和称呼是否准确。

（3）确保求职者提供了准确的联系方式，包括电话号码和电子邮件地址。

（4）明确提供适合面试的时间段，以方便招聘者与求职者联系和安排面试。

（5）确保求职信的格式整洁且专业。

（6）在信中清晰地表达求职者的求职目标，即希望申请的职位和单位。

（7）在信末署名并注明日期。这是一种正式的结束方式，也有助于信件的完整性。

这些细节可能看似微不足道，但它们在给招聘者留下专业和认真印象方面起着关键作用。因此，在寄出求职信之前，务必花时间仔细核查以确保无误。

（王 爽）

### 思考题

1. 总结自己的大学生活，列出学习经历、实习经历、校内外实践经历、所修专业课程、获得的荣誉情况。

2. 为自己设计两种格式上不同版本的求职简历。

3. 为自己设计两份针对不同岗位的求职简历。

4. 简述求职信与简历的区别。

5. 求职信与求职简历相比较，更侧重哪些内容？

ER 8-5

练习题

# 第九章 | 求职面试技巧

教学课件

思维导图

## 学习目标

1. 掌握面试的礼仪。
2. 熟悉面试的准备。
3. 了解面试的定义、目的、基本程序和种类。
4. 学会求职面试的技巧。
5. 具有职业人应具备的面试礼仪。

## 案例导入

在某医院护士招聘面试中,小李特意选择了一套端庄而得体的服装。走进面试室后,小李先向面试官鞠躬致意,并自我介绍。在整个面试过程中,小李保持谦虚和自信的态度,她强调作为一名护士应具备仁爱精神,并用温和而恭敬的语气回答问题。她还巧妙地使用一些与护理工作相关的典故和谚语来支持自己的观点,不仅展示了她对中华优秀传统文化的了解,也展示了她对护理职业的热爱和责任感。当面试结束时,小李再次鞠躬致谢,并保持了面试室的整洁和有序。最终,小李成功获得了这份护士工作。

**请问:**

1. 小李整体面试表现展示了她的什么独特素养?
2. 小李为何能被录取?

## 第一节　面试概述

"行百里者半九十",虽然求职者在前期已经做了许多工作,对招聘单位有了很多的了解,并成功地通过了简历筛选。但是,如果求职者不能在面试中表现优秀,那么前面的努力也就全都白费了。由于面试是选拔性的测试,所以高淘汰率是它的基本特征之一,当求职者顺利通过简历相关的筛选之后,仍然不可以掉以轻心。有调查表明,面试结果不尽如人意的主要原因包括:一是对面试认识不充分;二是信息不对称,信息获取渠道有限,对招聘单位不够了解;三是对应聘职位不了解;四是能力不强,不适合这份工作;五是着装有问题;六是心理压力大。很多求职者对于面试认识很局限,不知道面试官的真正意图,所以对于面试的准备存在着很大的盲目性。

从某种程度上说,面试是招聘单位了解和甄选求职者的重要手段,而前面所有的历程都是为了最后的面试做准备的。如果说在前面的历程中求职者还有点像是"摸着石头过河",和招聘单位的接触是间接的、非正式的,那么现在求职者就要和招聘单位进行面对面地接触、交流,进行实际演习了。

毕业生求职择业，面试是必须经过的一关，在应聘的几个环节中，面试也是难度最大的环节，尤其是对于应届毕业生来说，由于缺乏经验，面试常常成为一个难关。很多招聘单位在招聘现场就已经开始了对求职者进行面试考核。求职者要想在众多的竞争对手中脱颖而出，就要了解面试的基本知识，掌握面试的方法和技巧等。

# 一、面试定义、目的和基本程序

## （一）面试定义和目的

面试是指经过组织者精心设计，在特定场景下，用人单位与求职者面对面进行的交谈。它不但要考核求职者形体相貌、思想素质、知识才能，还要考察求职者口才和应变思维能力等。面试过程，一方面是招聘单位了解求职者的过程，另一方面，也是求职者展现自我能力和才学的过程。面试给招聘双方提供了双向交流机会，能使招聘双方之间相互了解，从而使招聘单位更准确地做出聘用与否的决定。

一方面，求职者可以在限定时间内向招聘单位介绍自己，让他们认为自己是最佳人选；另一方面，求职者可以通过面试来了解所应聘单位及工作性质等，看是否符合求职期望。

招聘单位可以核查求职者身份，观察求职者仪容仪表、态度和谈吐等，从而用各种办法进一步评估求职者性格、才能以及综合素质等，最后确定其是否能胜任此项工作，能否被聘用。

## （二）面试基本程序

1. 招聘单位对求职者申请材料进行审核，确定面试名单。

2. 招聘单位向求职者通知面试时间、地点。面试地点一般按照就地、就近和方便的原则进行安排。通常有两种情况：学校或其附近的场地；招聘单位或其附近场地。通知面试的方式也大致有二：招聘单位先通知学校就业主管部门，由学校通知学生；招聘单位直接通知学生本人。

3. 求职者准备面试。

4. 正式面试。

# 二、面试种类

**案例导入**

某著名三甲医院到学校招聘临床护士 30 人，由于没有充分事前沟通，医院方认为面试的同学已经过校方的初步选拔，面试人数控制在 50 人以内；而校方在组织同学时认为全部有意向的同学均可参加面试。面试官计算了一下自己仅有 3 小时的时间，看着 300 余名同学期盼的眼神，决定把个体面试改为小组面试。

**请问：**

面试官如何组织小组面试？

因面试组织形式、面试内容及方式等的不同，面试大致可以分为以下几种。

## （一）按面试组织形式分类

1. **集体面试** 即很多求职者在一起进行的面试。对招聘者来说，可以在专业、地域以及其他各个方面都有较大选择余地。招聘方会让求职者回答求职愿望和求职动机。

2. **个体面试** 即用人单位对求职者单独进行面试。求职者可面对一个或多个面试官。

3. **小组面试** 也叫无领导面试，是比较常见的一种群体面试方法，可以由一位代表职位职能的部门领导和一位人事主管组成面试小组。小组面试一般由 5~8 个求职者组成 1 个应聘小组，共同来完成一个需要解决的问题。这个问题一般都与应聘岗位实际问题或现实生活中热点问题有关，具有很强的岗位特殊性、情境逼真性、典型性以及可操作性。面试官不参加提问或讨论，通过观察、倾听，对求职者进行评分。小组面试不仅可以节约时间，而且还能让求职者在相对宽松的环境中较为自如地自由发挥，从而能够全面考察求职者语言能力、思维能力和团队合作能力。

## （二）按面试内容和方式分类

**1. 电话面试** 很多用人单位从求职简历中初筛出求职者之后，为了在面试前做进一步地筛选，往往用打电话的形式进行首轮面试。电话面试时间一般在 10~20 分钟，可以了解求职者经历和测试语言表达能力。在整个电话面试过程中，求职者应保持自信、语速适中，态度表现职业化。

电话面试主要技巧：求职者首先要保持冷静，接到面试电话后，不要慌张，谈话中要有礼貌；其次接听电话要注意控制语速，要给自己回答问题留有更多的考虑时间。

**2. 视频面试** 是面试官与求职者利用网络，通过视频、语音、文字等方式进行的面试。视频面试可以突破空间阻隔，线上直接与求职者进行沟通。此外，通过视频面试，可以让面试官对求职者综合素质的了解进一步加深，从而提高面试效率。

**3. 情景式面试** 是面试形式发展新趋势，面试官事先设定一个情景，提出一个问题或一项计划，求职者进入角色模拟完成。这种面试方法灵活多样，逼真性强，能使求职者才华得到充分展现，面试官对求职者素质也能做出更全面、更深入、更准确的评价。以此来考察求职者分析问题和解决问题的能力。

**4. 案例面试** 在案例面试中，面试官会讲述一些关于招聘单位的信息，同时提出一个招聘单位所面临的问题或所处困境。案例可以口头表述，也可以用书面形式，可以是真实的，也可以是虚构的，最终需要面试者做出回答或提出建议等。

**5. 见习式面试** 由招聘单位安排求职者在相应岗位上实习一段时间，旨在对求职者所应掌握的知识、操作技能以及综合素质进行实践考核。

**6. 压力式面试** 由面试官有意识地对求职者施加压力，通过一系列（通常不礼貌）的问题，或针对某一问题做一连串发问，不仅详细，而且刨根问底，旨在从中找出破绽。随后，面试官对破绽继续提问，看求职者在突如其来的压力下能否做出恰当的反应，以观察应试者心理素质和应变能力。

**7. 行为面试** 是求职者对过去工作或者生活经历具体情况进行描述，通过描述了解求职者详细信息，同时评价求职者综合素质，以此推测和判断求职者在未来工作岗位中的表现。

**8. 综合面试** 由面试官通过多种方式来考察求职者综合素质和才能。如用外语与其交谈、要求即兴演讲、书写一段文字及操作计算机等。其目的是了解掌握其外语水平、文字表达能力及计算机应用能力等方面的才能。

## （三）按面试结构分类

**1. 结构化面试** 也称为标准化面试，在进行面试时，面试官会事先设计一套标准化面试题，按照规定流程及拟定好的面试提纲对求职者逐一提问，求职者对提出的问题逐一回答，其目的是获得求职者全面、真实的材料，观察求职者的仪表、谈吐以及沟通能力等。对求职者回答的问题也按设定好的评分标准来进行评价。根据求职者表现进行量化分析，给出一种较为客观的评价。结构化面试是一种结构严密、评分模式固定且层次性很强的面试形式。

**2. 非结构化面试** 面试官在面试之前对于面试问题及具体细节没有经过特殊设计，完全根据现场情况即兴发挥，可以自由地向求职者提出问题，也没有固定标准答题，这种面试使双方都有很大的自由。面试官会提出各种各样的问题让求职者来回答，通过交谈，面试官对求职者进行详细了解并掌握求职者相关信息。

**3. 半结构化面试** 是介于结构化面试和非结构化面试之间的一种面试形式，是指在预先设计好的试题（结构化面试）基础上，面试官向求职者提出一些随机性问题。它结合了两者优点，做到内容的结构性和灵活性结合,避免了单一方法的不足,从而可以获得更为丰富、完整的信息。半结构化面试应用已越来越广泛。

# 第二节　面试准备

**案例导入**

　　在某家医疗机构护士招聘面试前期,小李做了周全的准备。他积极收集了关于该医疗机构的信息,并对自己的专业知识进行了全面复习,他还准备了一份亮点突出的个人简历,并准备了一些与护理工作相关的案例和经验分享。在面试当天,小李以专业和自信的态度出现在面试场地。他与面试官积极沟通,并充分展示了自己的专业知识和技能。此外,他还能够灵活处理面试中的情境问题,并展示出自己的批判性思维和问题解决能力。小李最终成功获得了这份护士职位。

　　**请问:**
　　小李成功获得护士职位的主要原因是什么?

　　求职者在面试前要进行信息、资料、形象、心理和模拟练习等方面的充分准备,以取得面试成功。

## 一、面试研究准备

　　面试研究准备主要包括面试信息准备、面试资料准备、面试心理准备等。

### (一)面试信息准备

　　1. **了解就业形势**　　求职者要了解护理、助产专业行业和就业形势,调整就业观念。在就业过程中,用人制度改革和人才市场建立,给毕业生创造诸多就业机会的同时,也使得毕业生很难一次就能实现自己的职业目标和远大理想,往往会出现多次择业情况,这是正常现象。毕业生要根据行业趋势和就业形势调整择业目标,使之与兴趣、个性、知识范围、技术专长相吻合,从而更有利于实现人生目标。

　　护理、助产专业毕业生也要调整期望值,拓宽就业渠道和就业意向范围,增强到西部(大学生志愿服务西部计划)、基层医疗单位就业意识,如可以到县级医院、非公有制医院就业,可以报考国家公务员,也可以到保健康复、健康讲师、咨询服务、器械营销等医学相关非临床岗位就业,不断提高社会生存能力,不断调整知识结构,增加工作经验,逐步实现自我价值。

　　2. **了解招聘单位**　　在接到面试通知后,求职者一定要做好书面记录,如招聘单位名称、地址、联系电话、联系人姓名以及路线,求职者也可以询问招聘单位附近有哪些交通工具,这些记录可以方便求职者顺利找到面试单位。求职者还应从多方面、多渠道深入了解和分析招聘单位基本情况,如用人单位性质、经营管理、发展前景、工作条件以及对求职者知识、技能、经验等方面的要求等。招聘单位情况不同,对求职者面试侧重点也不同。

　　3. **了解应聘岗位**　　求职者主要应了解所应聘岗位工作职责、工作能力要求以及工作所需的素质等,在面试问答过程中,要把自己的努力方向、工作目标以及个人具备的能力素质等与应聘岗位要求相匹配。这样,就很容易在面试中脱颖而出。

　　4. **了解面试官**　　面试官负责在面试中了解求职者性格及人际关系,还负责从面试中了解求职者人生目标以及对工作的责任心和事业心等,因此对面试官资料信息收集非常重要,可以了解以下情况,如姓名、性格、文化程度、专业、出生地、民族、家庭、兴趣爱好、工作经历、具体职位等,梳理自己和面试官有哪些共同之处,是否有共同认识的人等。对面试官有充分的了解,在面试时,求职者就可以创造共同话题,并且在谈话聊天中避开面试官忌讳的领域,以赢得好感。

**5. 了解其他求职者**　其他求职者的资料也是求职者需要了解的情况之一,如所应聘的岗位报名人数、参加面试人数以及求职者基本情况,包括学历、年龄、性别、特长、资历、人事背景等,对照其他求职者信息找出自己的优势和劣势,从而确保面试时做到扬长避短。

**6. 了解面试时间安排**　求职者要提前向招聘单位询问时间安排,知道面试时间后,求职者就可以根据时间做好面试准备,从而能在面试中做到有备无患,把要表达的内容说清楚。

### (二) 面试资料准备

**1. 简历准备**　有的人认为招聘单位通知面试,是审核过了简历,那么面试时没有必要带简历,这是错误的想法。带上简历能体现求职者的基本礼节。

**2. 证书及材料准备**　包括毕业证书、学位证书、职业资格证书、大学英语四级和六级证书、各种奖励证书、计算机等级证书、成绩单、报名表、作品、身份证、毕业生推荐表以及与之相关的各种材料等,以便在面试过程中进一步向招聘者提供自己真实的资料。

当参加面试时,应把这些资料规整地放在一个公文包里随身带去,以便面试官随时查看。准备一个井然有序的公文包会使求职者看上去办事得体大方、值得信赖,公文包里除了放置上述个人资料外,还可以装一些有关工作或有助于谈话的资料,说不定这些资料在面试中会产生惊人的效果。

### (三) 面试心理准备

面试过程是一个复杂的心理变化过程,具有良好心态是保证成功关键因素之一。心理准备是面试准备重要环节之一,正确评价自我、克服紧张心理是面试前重要工作。

**1. 正确评价自我**　求职者要坚定别人能做到自己同样能做到的信心,正确客观地进行自我评价,充分做好心理准备。同时要维护人格尊严,有主见、有原则,保持堂堂正正的竞争心态,名正言顺地竞争应聘岗位。

**2. 克服紧张心理**　大多数人在面试时都会精神紧张,这是在面试时需要克服的最大心理障碍。正常面试心理应该是自信、平静、谨慎、热情、积极的。具体方法:

(1) 充分准备面试中每一个环节,找出可能存在的问题,逐一加以克服和纠正。

(2) 不要把成败看得太重,同等条件下,谁的心理素质较强,谁就可能取得面试成功,机会对每个人都是平等的。

(3) 不要急于回答问题,面试官说完问题后,求职者应考虑几秒,再回答,切忌不假思索地仓促回答。

(4) 在回答问题时注意控制语速,说话太快会带来一些弊端。首先,会导致听众难以理解。其次,容易让人感到紧张和不安,这会影响沟通效果。最后,还会让人产生不尊重他人的感觉,这会影响人际关系的发展。所以回答问题时自始至终都要气定神闲、有条不紊、逻辑严密,让人产生信任感。

### (四) 面试时注意事项

**1. 把控情绪**　无领导小组面试是让求职者自行就某个问题集体讨论,面试官会观察求职者的表现。有的求职者会控制不住情绪,与意见不一致的求职者当场争吵,一场辩论就演变成了吵架。当意见不一致时,才是体现我们逻辑思维和辩论的最佳机会,求职者要努力表现自己的才华,而不是陷入争吵之中。情绪失控是面试大忌,单位面试不是吵架,面试官会毫不犹豫地将情绪失控的求职者排除在录取名单之外。

**2. 把控语言**

(1) 真实诚恳:面试中会涉及自我介绍,刚毕业的学生避免不了学习成绩这个话题。一些求职者为了能给面试官留下美好印象,会大谈自己成绩如何优秀,但是在介绍具体成绩时却言辞闪烁。这样的表现不仅不能得到认可,反而增加了面试官对求职者不好的印象。在面试中求职者切不可自作聪明,用假话、伪造的经历来欺骗面试官。

（2）**避重就轻**：求职者在面试中不具备优势的内容不讲、不具有竞争力的经历不说、禁止的内容不谈、敏感的话题不涉及等。

（3）**把握时机**：求职者不要随意打断他人发言。有些求职者总觉得在面试过程中一定要多发言,说得越多,分数越高。在这种错误认识引导下,他们甚至采用随意打断他人发言的方式来争抢发言机会。这种做法不仅不能获得面试官的好感,反而会被扣分。求职者在争取发言时一定要注意技巧,不能随意打断他人讲话,可以在他人说话间隙或是停顿的时候及时介入,以此来获得发言机会。

（4）**言简意赅**：面试是有时间限制的,这就要求求职者回答问题要准确,不拖沓。很多求职者在面试中总是想把一个问题表达完美,最终观点不够清晰并耽误了时间,给面试官留下啰嗦、没有逻辑或立场、条理不清的印象,最终结果很难如意。求职者在面试中注意立足观点,适当分析论证,把问题讲清楚、说明白。

（5）**声音洪亮**：求职者在回答问题时声音要洪亮,语速、语调要适中。当声音细小时,面试官要花费精力听清楚求职者的话语,自然就无法把精力集中在答题要点上。这样很容易导致面试失败。声音洪亮也要把握度,不要刻意喊出来,这会让面试官觉得求职者很不自然。求职者在回答问题时要注意语音语调的抑扬顿挫,这样面试官听起来会非常舒服,也容易抓住重点。

（6）**称呼恰当**：面试中恰当的称呼会增加主面试官对求职者的好感,在面试中称呼"各位面试官"要比"各位老板""各位领导"更合适。

（7）**礼貌问询**：在面试过程中,求职者可能会没听清题目或其他原因需要向面试官询问,这时一定要注意有礼貌地向面试官提问,在面试官回答时不要打断,虚心倾听和请教。

### （五）面试后注意事项

**1. 及时退场**　当面试官宣布面试结束后,求职者应礼貌道谢,及时退出考场,不要想再补充几句,也不要再提什么问题。如果求职者认为确有必要的话,可以事后写信说明,不能在面试时拖泥带水,以免影响其他人面试。

**2. 适度跟进**　在一般情况下,面试官之间每天面试结束后都要进行讨论、汇总,报主管领导批准,最后确定录用人选,可能要 3~6 天,甚至更长时间。求职者在这段时间内一定要耐心等候消息,切不可到处盲目打听,急于求成往往会适得其反。如果在一个星期内,没有得到任何音讯,求职者可以给招聘负责人打个电话,问他们是否已经做出决定,这个电话可以表示出求职者的兴趣和热情,还可以从他们的语气中听出求职者是否有希望被录用。如果在打听情况时觉察出自己有希望中选,但最后尚未做出决定,那就过段时间再打一次电话询问结果。

**3. 善于致谢**　当面试结束后,即使对方表示不予录用,也都要通过各种途径表示感谢,电话感谢、写感谢信等。据调查,90% 的人是不会写感谢信的,求职者如果抓住这个环节,则显得格外突出,说不定会使对方改变最初的决定。哪怕他们已经暗示求职者可能落选了,写一封感谢信说明求职者即使没有成功但也很高兴有面试机会。这样做不仅是出于礼貌,而且还能使招聘方在其单位出现另一个职位空缺时心里想着求职者,给自己创造出一个潜在的求职机会。

**4. 两手准备**　参加招聘面试往往有两种结果:要么被录用,要么被淘汰。求职者要有一定的思想准备,"胜败乃兵家常事",千万不要把求职失败看得过重,要善于总结经验教训,以崭新的精神面貌迎接下一次面试。

**5. 回顾总结**　当面试结束后,应该对在面试时遇到的问题和一些重要细节进行回顾,重新考虑一下,如果再一次遇到这样的问题该如何回答。一定要记下面试时与之交谈的面试官的名字和职位,这样万一通知求职者落选了,求职者还有机会向面试官请教自己为什么落选,以便今后改进,能得到这样的反馈不容易,应该好好抓住时机。

## 面试后感谢信

尊敬的××领导：

您好！感谢您为昨天的面试所花费的时间和精力。本次面试让我全面了解了贵院的发展历史、医护技术水平和未来发展前景，也让我对贵院的发展前途充满信心。我扎实的专业知识、娴熟的操作技术、较好的沟通能力、吃苦耐劳和较强的团队精神符合贵院的招聘要求。我真诚地希望能成为贵院医护队伍中的一员，投身到贵院的发展建设之中。

诚祝贵院万事亨通！

求职者：×××

××××年××月××日

## 二、面试问答准备

无论面试形式有多少种，都是围绕着考核求职者能力和素质是否符合招聘岗位要求而展开。

### （一）面试官关注的问题

**1. 毕业生基本情况**  包括姓名、专业、学历等。提问内容首先请用1~3分钟时间简单介绍自己。一般在招聘应届毕业生时，安排的面试比较集中，很多时候面试官问这样的问题是了解基本情况，或者是求职者自我介绍的时候快速浏览简历，以便根据求职者的情况进一步提问，同时考查求职者语言表达能力。这部分内容可以提前准备好，根据应聘岗位和自身优势进行准备，要有重点、有条理地阐述。

**2. 根据简历和介绍基本情况进行深入提问**  主要内容涉及学习成绩、社交活动、兼职实习等。面试官通过求职者的经历和表达发现求职者的优缺点，以此来考核求职者的逻辑思维能力、团队合作能力等基本素质。求职者在回答时应该实事求是，前后一致，逻辑严密，表达清晰。

**3. 求职目标及对所应聘单位了解情况**  面试官问这方面的问题主要是希望了解求职者所期望工作的岗位、地点、应聘原因，对所应聘单位和岗位熟悉程度。求职者提前做好充分准备，对所应聘单位和职位了解得越多越好，如果被录用，工作适应能力就很强。

**4. 对个人未来职业发展规划**  一般单位招聘应届毕业生是希望培养一些后备骨干，希望他们有比较长远的工作和发展打算。因此求职者对自己3年之后做什么应该有一个比较清晰的认识，有一个比较长远的职业规划。

**5. 对薪酬的期望**  在面试后半部分或复试时，面试官很可能会问到薪酬问题。面试官通过该问题一方面了解求职者薪酬期望是否与招聘单位提供的标准相吻合，另一方面也想了解一下求职者的目标定位和对应聘岗位了解程度。求职者不必过于谦虚，最好根据当地市场行情来回答，如果自己足够优秀，可以比市场行情略高一些。

**6. 具体问题具体分析**  如对护士面试，在面试官构成中，一般由人事主管、护理部老师、护士长组成，有的最后需要医院护理部主任或主管院长进行面试。除了以上谈到的内容外，在面试中还会涉及一些与应聘岗位有关的专业知识，并且一般由护士长来提问，这部分内容主要考核基本功和专业能力，求职者面试前要准备一些与应聘岗位有关的专业知识。例如，某护理学院一名应届毕业生去应聘外科临床护士，面试官有人事处长、护理部主任。这个毕业生可能遇到的面试提问见下。

（1）请用1分钟时间做个简短的自我介绍。

（2）**关于大学生活问题**：在大学里你的成绩在班上处于什么位置？你最喜欢什么课程？为什么？你参加过哪些社会活动，你认为这些活动的意义是什么？

（3）**关于职位问题**：你认为外科临床护士主要工作内容是什么？你对我们医院了解多少？你对外科护士如何看？请你谈谈无菌操作基本原则。

（4）你希望3年之后做什么？

（5）你期望的收入是多少？

### （二）护士面试时常见其他问题

#### 1. 求职动机

（1）你是怎么了解到我们招聘信息的？

（2）你为什么要选择我们单位？

（3）你了解我们单位吗？你对我们单位最感兴趣的是什么？

（4）请谈谈你对应聘职位的认识。

（5）对这个职位，你最希望得到的激励是什么？

（6）如果你被录用，你要做的第一件事是什么？

#### 2. 性格、品格

（1）请介绍你的家庭。

（2）你交朋友最注重什么？

（3）请谈谈对你影响最大的3个人。

（4）你的家人、朋友、同学如何评价你？

（5）请谈谈你的性格特征。

（6）请谈谈你的优点和缺点。

（7）你如何处理工作中你认为不对的事情？

#### 3. 责任心、纪律性

（1）你对医院规章制度的看法是什么？

（2）你没有按时完成上级交给的任务时会如何处理？

（3）请谈谈你对做一件事的结果和过程的看法，更看重结果还是过程？为什么？

（4）你承诺的事情没有完成，你会怎么做？

#### 4. 判断力、意志力、情绪稳定性、应变能力、抗压能力

（1）请谈谈你遇到的最困难的事，你是如何处理的？

（2）请谈谈你做过的最失败的事情，为什么失败？

（3）假如另外一家医院与我们医院同时录用了你，你将如何选择？

（4）如果你没有被我们录取，你会怎么做？

（5）我们认为你的条件与其他人相比并没有很大优势，你怎么证明你能做好这项工作？

（6）我们认为你不适合这个岗位，你还有问题吗？

（7）两个医院面试，都十分重要，但医院面试自身有差别。如果让你在半小时内准备一份材料，并且时间只允许你准备一份的时候，你将如何处理？

#### 5. 工作稳定情况

（1）从现在到将来的5年时间内，你希望做些什么？

（2）你期望目前这个职位的薪金是多少？

（3）你对加班是怎么看的？

（4）如果我们把你派到外地分医院工作，你愿意吗？

#### 6. 人际关系、团队合作和向上管理能力

（1）你希望在什么样的领导下面工作？

（2）你是怎样与你不喜欢的室友或同学相处的？

（3）和同学发生矛盾之后你是怎么处理的？请你举一个真实的例子。

（4）当你被安排做一件事，一把手和主管你的副手对这件事意见不一致时，你该怎么办？

（5）在实际工作中，你的主张同事们非常赞同，而你的上司却不满意，这时你会怎么处理？

（6）你所在科室的护士长要求你对某床患者做出护理诊断并采取护理措施，但护士长并不满意，遇到这种情况你该怎么办？

### 7. 专业技能与其他能力

（1）请谈谈你的优势和劣势。

（2）请谈谈大学期间，你做过的最有成就感或自豪的事。

（3）请谈谈你为什么能胜任这个职位。

（4）你喜欢看专业书吗？印象最深的是哪本？书名是什么？书中讲了什么内容？

（5）你接受过哪些特殊专业训练？在哪里进行的？多长时间？有什么收获？

（6）请你谈谈你的工作（实习）经历。

（7）你认为你能对我们医院做出什么贡献？

（8）你认为其他面试者强在什么地方？

### 8. 业余爱好

（1）你业余时间怎么度过？你喜欢看什么电视节目？喜欢读哪些书籍？

（2）你喜欢什么娱乐活动？有什么爱好？

### （三）护士面试时常见问题应答思路

ER 9-3

面试中常见提问的应答技巧

#### 1. 你怎样看待越来越多的医疗纠纷？

纠纷，几乎都有，因此要及时加强与患者的沟通，双方要相互理解和信任。医护人员也要以一种和善、耐心的态度对待焦急的患者，建议在相关检查和治疗时，要向患者和家属交代清楚，从而保证医疗工作顺利进行，让患者得到及时治疗，尽快康复。

#### 2. 作为一名护士，在值班时，亲戚找你有急事，你会怎么做？

（1）先询问亲戚，了解具体情况，再做出相应判断。

（2）若是亲戚身体不适或者受伤等，我会根据当时值班情况，根据病情轻重缓急来处理，先处理严重的患者，绝不会因为私人关系优先照顾亲戚。

（3）若是私人事情，我会跟亲戚说明护士工作原则，必须坚守岗位，不得擅离职守，看是否可以等我下班后再帮他处理，相信亲戚能够理解。

（4）若事情真的很紧急，我会向护士长请假，经值班领导同意并安排人员替代后，方可离开值班岗位。

#### 3. 你是应届毕业生，缺乏经验，如何能胜任这项工作？

如果招聘单位对应届毕业生提出这个问题，说明招聘单位并不真正在乎经验，关注的是求职者怎样回答。对这个问题的回答要体现出求职者的诚恳、机智和敬业，如"作为应届毕业生，在工作经验方面的确会有所欠缺，因此，在学校期间我一直利用各种机会在这个行业里做兼职。我也发现，实际工作远比书本知识丰富、复杂，但我有较强的责任心、适应能力和学习能力，而且比较勤奋，所以在兼职中均能圆满完成各项工作，从中获取的经验也让我受益匪浅，学校所学的知识以及兼职的工作经验使我一定能胜任这个职位。"

#### 4. 我们为什么要录用你？

求职者最好站在招聘单位的角度来回答。招聘单位一般会录用这样的求职者：基本符合条件，人品值得信任，有较强的责任感，对这份工作感兴趣，有足够信心。例如"我符合贵院招聘条件，我有较强的责任感和良好的适应及学习能力，掌握了所需要的专业技能，所以能胜任这份工作。我十分希望能为贵院服务，如果贵院给我这个机会，我一定会努力工作。"

**5. 如果我们录用你，你将怎样开展工作？**

如果求职者对于应聘职位缺乏足够了解，最好不要直接说出自己开展工作的具体办法。可以尝试采用迂回战术来回答，如"首先听取领导的指示和要求，然后就有关情况进行了解和熟悉，接下来制订一份近期工作计划并报领导批准，最后根据计划开展工作。"

**6. 与上级意见不一致时，你将怎么办？**

可以这样回答"我会服从上级意见，但私下里我向上级进行必要的解释和提醒。"也可以这样回答"对于非原则性问题，我会服从上级意见，对于涉及单位利益、患者安全的重大问题，我希望能向更高层领导反映。"

**7. 你希望与什么样的上级共事？**

通过求职者对上级的希望可以判断出求职者对自我要求的意识，最好回避对上级具体的希望，多谈对自己的要求，如"作为刚步入社会的新人，我应该多要求自己，尽快熟悉环境、适应环境，而不应该对环境提出什么要求，只要能发挥我的专长就可以了。"

**8. 你在前一家医院离职原因是什么？**

回答这个问题时一定要小心，就算在前一个医院受到再大委屈，有多少怨言，都不要表现出来，尤其要避免对原单位主管的批评，避免让面试官产生负面情绪以及对你的不好印象。建议此时的回答方式是将问题归咎在自己身上，如觉得工作没有学习和发展的空间或是前一份工作与自己的职业生涯规划不符合等，希望能获得一份更好的工作，如果机会来临，自己会紧紧抓住。

面试实录

同一个面试问题并非只有一个答案，而同一个答案并不是在任何面试场合都有效，关键在于求职者掌握了规律后，对面试的具体情况进行分析把握，有意识地揣摩面试官提出问题的心理背景等，然后回答出让面试官满意的答案。

## 第三节　面试礼仪

面试中求职者的言谈举止，面试官尽收眼底。懂得礼仪能够增加得到工作的机会。"人无礼则不生，事无礼则不成，国家无礼则不宁。"中国是礼仪之邦，有诸多积极、普遍意义的传统文明礼仪。传承这些礼仪，对于良好个人素质的修养，协调和谐人际关系，塑造文明社会风气，促进社会主义精神文明建设，具有现代价值。礼仪是个人素质的一种外在表现形式。

### 一、面试仪表

一个人的形象在求职面试中举足轻重。无论求职者的求职信写得如何出色，招聘者还是在见到求职者的那一刻才对求职者产生真正的第一印象。

第一眼给人留下的礼仪印象来自个人的外表和举止，包括求职者的仪表、着装、举止等。一个人的仪表不但可以体现个人文化修养，也可以反映审美情趣。穿着得体不仅能赢得他人信赖，给人留下良好印象，还能够提高与人交往能力。我们首先应该牢记的是，不要仅为了某一天而刻意修饰自己，而是平时就要注意注意自己的头发、面容、形体等。好的仪表是一种习惯，一种贯穿在点滴行为中的素养。人们往往会通过封面来评价一本书，同理，求职者也要确保面试形象是完美的。

#### （一）头发

初次见面，对方最先注意的往往是求职者的头部。无论穿着多么漂亮的衣服，乱蓬蓬的头发看起来也会给人留下邋遢的印象。发型可根据自己的脸型、身材、气质和特点来综合考虑，以整齐、简单、明快、较少修饰为主,还要注意以下几点。

**1. 清洁干净** 头发应该保持清洁干净,无油腻感,如果有头皮屑应该提前治疗处理,要定期对头发进行修剪和保养。

**2. 简洁自然** 发色应当简洁自然,不宜烫染过分夸张的发型、发色。管理严格的单位,不允许窗口岗位和服务岗位员工染彩色头发。头发上不宜佩戴过分花哨夸张的饰品。

**3. 长短适宜** 作为护理人员,女性头发不宜长过肩部。在正式场合,女性护理人员需要对长过肩部的头发进行技术处理,编、挽、盘、扎都可以。工作岗位需要我们提供的是爱岗敬业的精神和训练有素的职业素养。男性发型长短的要求:前发不覆额,侧发不掩耳,后发不及领,不留夸张怪异的发型。

### (二)面部

保持面部清洁是最基本要求,求职者要适度使用护肤产品,红润光泽的皮肤更显得有亲和力和活力。

**1. 女性** 面试过程中求职者的妆容应以精神、朝气为重点,以淡雅色彩职业妆为主,突出清爽干练的职业感,既要适于与人近距离接触与交流,也要能表达品位。粉底可均匀肤色,最好选择有保湿效果的粉底,不宜太白,宜选和肤色接近或亮一个色调的粉底。清晰的眼线可以提亮眼神,最好使用质地较好的眼线笔或眼线膏,避免晕染。唇部可以使用有透明感的唇彩或与自己唇色接近的色泽,轻而薄地涂在唇上。面颊部位可以用柔和的色彩淡淡地涂上腮红使自己更加亮丽。最好不要使用过浓过厚的睫毛膏,面试妆容切忌突出时尚效果。

**2. 男性** 除了具有特殊风俗习惯外,医学生和医务人员不宜留胡须。不可以不刮胡须去面试或上班。鼻毛和耳毛容易被忽视的地方,也要进行修剪。在天气干燥的季节,可以适当使用无色润唇膏,保持唇部润泽感。

### (三)牙齿和口腔

牙齿清洁和口腔清新不容忽视,求职者面试前不要食用葱、蒜、韭菜、腐乳等有刺激性气味的食品。如果口气过浓,应该使用漱口水或者口香糖等去除异味。但是在他人面前咀嚼口香糖是不礼貌的,特别是面试进行中。

### (四)手部

手是动作比较多的部位,所以手部洁净也很重要。

不论是男士还是女士,指甲要保持整洁和有光泽,指甲长度不应超过手指指尖,护理和助产士职业要求不允许涂抹指甲油。如果手部有过于另类的文刺图案,在正式场合会降低求职者在别人心目中的印象分值。

### (五)饰物

职业场合对配饰数量的要求是最多不超过 3 种,每种不多于 2 件。作为在校学生,不建议在面试过程中佩戴饰物。特别是护理和助产士职业,有些饰物是有碍业务的,比如戒指。女性在职业场合不建议佩戴首饰,如耳环、脚链和胸针。建议佩戴眼镜的人士根据脸型和气质,配一副档次较高的眼镜,因为它占据面部最高点,也占了面部较大面积,对个人形象影响远远超过其他配饰。手表是男士比较重要的配饰,但不建议佩戴卡通表和电子表。

### (六)着装

面试着装应遵循端庄、整洁、稳重、美观、和谐的原则,给人以愉悦和庄重感,能体现出求职者的审美和精神面貌。世界通行的着装打扮最基本原则是 TPO 原则。T(time)代表时间、季节、时令、时代;P(place)代表地点、场合、职位;O(occasion)代表目的、对象。TPO 原则要求我们着装要力求和谐,以和谐为美。

**1. 女性**

(1)**西装套裙**：是女性标准职业着装，也可以选择上衣和裤装。服装质地应尽可能考究，色彩应纯正，颜色以黑色、藏青色、灰褐色、灰色为佳。精致的方格、印花和条纹也是不错的选择。避免浅黄、粉红、浅绿和橘红色。穿着忌短、露、透，开叉很高的裙子和超短裙不适合面试场合。女性上衣如果是单排扣的可以不系扣，双排扣的则不论站着还是坐着，应该一直系着（包括内侧暗扣）。

(2)**衬衫**：衬衫的颜色有多种选择，只要和套装匹配就可以。白色、米色、黄白色可以与多种颜色相搭配。丝绸是较好的衬衫面料，另一种选择是纯棉面料，但要保证熨烫平整。

(3)**内衣**：保证合身，曲线流畅，和衬衣同色同质能够保证颜色不外泄和穿着效果。内衣不外现是着装的规矩。

(4)**袜子**：女性穿职业套裙时穿的长筒丝袜，颜色首选肉色。不要穿带图案的袜子，面试中应携带一双备用的透明丝袜，以防袜子破损影响形象。

(5)**鞋**：女性穿职业套装宜搭配半高跟皮鞋，平底鞋显得过于轻松随意。鞋跟高度以 3~4cm 为宜，走路姿势大方得体。正式场合不要穿凉鞋、露脚趾或露脚跟的鞋。鞋的颜色最好与裙子或裤子一致或再深一些。黑色最为保险，藏青色、灰色和灰褐色次之。不要穿红色、粉红色、玫瑰红色和黄色等颜色的鞋。鞋跟在走路时不宜与地面摩擦产生太大噪声。

(6)**丝巾**：如果选择丝巾做装饰，要注意丝巾颜色中应包含身上衣服颜色。如果颜色不完全一样，应尽量保证同色系颜色。

**2. 男性**

(1)**西服套装**：西服套装的颜色一般应为单色、深色，无花纹或者图案。标准套装色彩是黑色、灰色、藏蓝色。男性着装颜色可以遵循三色原则，即全身色彩不超过 3 种。正式场合鞋子、腰带、公文包宜一个颜色，首选黑色。

(2)**衬衣**：衬衣以白色、硬领为佳，领子要干净、挺括。衬衣下摆要放入裤腰内。内衣、内裤不能露出。衣扣要扣整齐。单穿白色衬衣，不打领带时，衬衣上数第一粒纽扣可以不系。

(3)**领带**：领带必须干净平整，领带结要打得端正坚实。领带面料首选含毛量高的，尼龙和丝的也可以考虑。颜色可以考虑和西服一个颜色，花色宜选规则几何图案的，比如点、条纹、小方格。不宜选过于夸张怪异的图案。

(4)**袜子**：袜子颜色宜选和裤子或鞋子同色的；穿正装时，首选黑色袜子。袜子面料棉线、亚麻均可，不宜选择尼龙面料的袜子，不吸汗容易产生异味且容易破损。

(5)**皮鞋**：皮鞋颜色以黑色为佳，与白衬衣、深色西装搭配产生稳重的视觉效果，皮鞋要保持清洁光亮。最好不要穿凉鞋、旅游鞋去面试。

(6)**公文包**：皮革质地样式简单的拎包，单间背包均可，非常正式的公文包显得过于老成，不符合身份。

(7)**其他小物品**：西服兜里不宜装东西，以免使西装变形走样。随身携带的零钱或证件、收据、发票、纸片和相片等都可以放在公文包里。

总之，面试着装要与时间和季节相吻合；与场合和环境相吻合；与不同国家、区域、民族不同习俗相吻合；要与身份相吻合，从而给面试官留下良好印象。

**（七）表情**

表情是心理状态的外在体现，常常会起到语言起不到的作用。

**1. 微笑** 在医学上叫"笑肌拉动"，是一种面露喜色而又不发出明显笑声的面部表情。微笑应该真诚自然，五官不发生显著颤动和位移，眉位提高，眉毛展开略呈弯月形，双唇开合不宜过大，嘴角稍微用力向两侧拉直使嘴角呈船形（图 9-1）。在面试过程中，保持适度微笑，会给面试官留下积极阳光的印象。在服务领域，标准微笑要求笑的时候露出 6~8 颗牙齿（图 9-2）。不论是哪种微笑，以得体能够让人感觉到真诚舒适为宜。

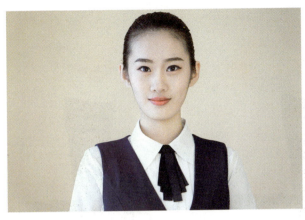

图 9-1　微笑

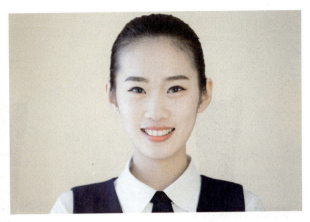

图 9-2　标准微笑

**2. 眼神**　"眼睛是心灵的窗户。"视线角度、注视范围、注视时间，都能表现出求职者的礼仪分值。在面试过程中视线落点应在对方发际以下，下颌以上。在表达问候、致意、告别、同意和强调自己观点和见解时，要看着对方的眼睛。如果表示专注倾听别人说话，可以头部微微前倾，目光自下而上注视对方。

### （八）体味

身体气味也是面试时不容忽视的一个重要部分。保证身体气味清爽是前提条件，如果带有汗味或者其他异味（如烟味、酒味等）会被认为是失礼。

## 二、面试举止

举止是指姿态和风度，是一个行为人在特定场合的各种活动中，较稳定的礼仪行为。日常生活中人的举手投足，一颦一笑，都可概括为举止。举止是一种不说话的语言，既能体现一个人的道德修养、文化水平，又能表现出个人与别人交往是否有诚意，更关系到一个人形象的塑造，甚至会影响国家民族的形象。

从容潇洒的动作，给人以清新明快的感觉；端庄含蓄的行为，给人以深沉稳健的印象；坦率的微笑，则使人赏心悦目。因此，我们应该在日常生活中养成良好的谈吐举止，使自己成为举止优雅的人。

### （一）站姿

站立是一种静态的身体姿势，同时又是其他动态身体姿势的基础和起点。正确的站姿会给人以挺拔笔直、舒展大方、精力充沛、积极向上的印象。

站姿要求：端正、挺拔、舒展、俊美。

面试时可选用的站姿有以下几种。

#### 1. 女士站姿

（1）双脚可以采用八字步或丁字步，双手虎口相交叠放于脐下三指处，手指伸直但不要外翘，大拇指放置在手掌内侧，上身正直，头正目平，微收下颌，面带微笑。挺胸收腹，腰直肩平，双臂自然下垂，两腿相靠站直，肌肉略有收缩感，可在工作及社交场合采用此站姿（图 9-3）。

（2）双手轻握放在腰际，手指可自然弯曲，可在与患者或同事交流时采用此站姿（图 9-4）。

（3）双脚八字步或丁字步，双手虎口相交叠放于腰际，用拇指可以顶到肚脐处，手指伸直但不要外翘，肘部翘起，可在迎宾或颁奖等重大场合采用此站姿（图 9-5）。

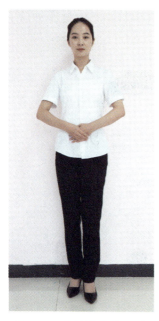

图 9-3　女性站姿第一种

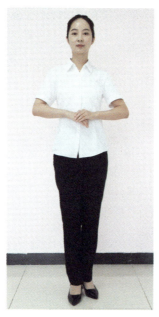

图 9-4　女性站姿第二种

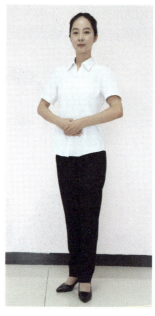

图 9-5　女性站姿第三种

## 2. 男士站姿

（1）双腿并拢，双脚呈小八字，双手伸直放在身体两侧，中指贴于裤缝。此站姿适合比较庄重严肃的场合（图 9-6）。

（2）双脚平行不超过肩宽，以 20cm 为宜，双臂自然垂放于体前，左手在前握住右手手腕或右手在前握住左手手腕。此站姿适合在工作中与患者或同事交流时使用（图 9-7）。

（3）双脚平行不超过肩宽，以 20cm 为宜，双手在背后腰际相握，左手握住右手手腕或右手握住左手手腕。此站姿适合在迎宾时使用（图 9-8）。

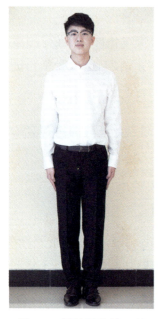

图 9-6　男性站姿第一种

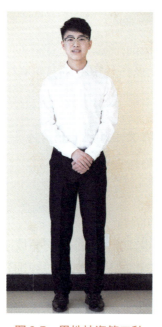

图 9-7　男性站姿第二种

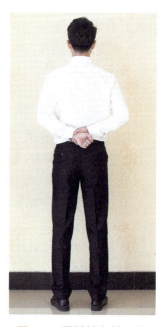

图 9-8　男性站姿第三种

## （二）坐姿

坐姿是指人在就座以后身体所保持的一种姿势，是体态美的主要内容之一。首先必须明确两点：一是面试时，被允许采用坐姿时，才可以坐下。入座时要轻而缓。当女士落座时，应用手把裙摆向前拢一下再坐。二是在坐下后，不论采取哪种坐姿，上身都要保持挺直，头部端正，目光平视前方。注意要坐在椅子的三分之二或二分之一处，不可坐满椅子，小腿与地面基本垂直，双膝并拢为好。

坐姿要求：安静、雅致、大方、得体。

面试时可以选用的坐姿有以下几种。

### 1. 女士坐姿

（1）**正襟危坐式**：身体重心垂直向下，上身和大腿，大腿和小腿，小腿和地面均呈直角，双膝双腿并拢，双手虎口相交轻握放在左腿或右腿上，挺胸直腰面带微笑（图9-9）。

（2）**双腿斜放式**：身体重心垂直向下，双腿并拢平行斜放于一侧，双手虎口相交轻握放在腿上，挺胸直腰面带微笑（图9-10）。

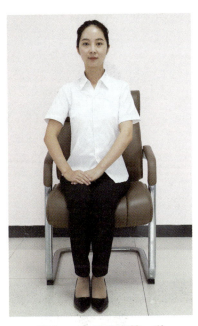

图9-9　女性坐姿第一种

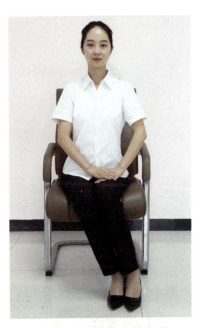

图9-10　女性坐姿第二种

（3）**前伸后屈式**：身体重心垂直向下，双膝并拢左脚前伸右脚后屈或右脚前伸左脚后屈，双手虎口相交轻握放在腿上，面带微笑（图9-11）。

（4）**双腿交叉式**：身体重心垂直向下，平行斜放于一侧，双脚在脚踝处交叉，双手虎口相交轻握放在腿上，挺胸直腰面带微笑（图9-12）。

### 2. 男士坐姿

（1）**正襟危坐式**：此坐姿是最基本坐姿，适用于最正规场合。要求：上身挺直，上身与大腿，大腿与小腿，小腿与地面，都应当呈直角。双膝双脚完全并拢（图9-13）。

（2）**垂腿开膝式**：此坐姿也较为正规。要求：上身与大腿，大腿与小腿，皆呈直角，小腿与地面垂直。双膝分开，但不得超过肩宽（图9-14）。

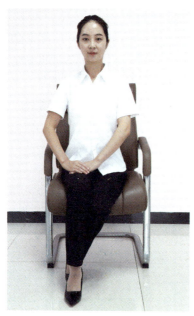

图 9-11　女性坐姿第三种

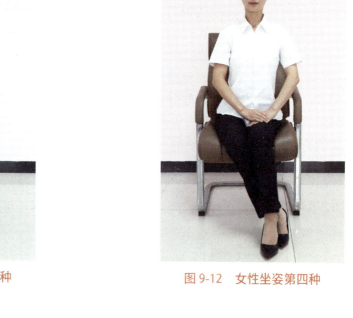

图 9-12　女性坐姿第四种

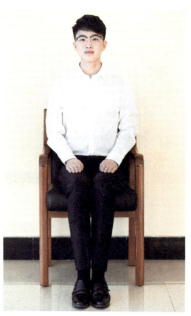

图 9-13　男性坐姿第一种

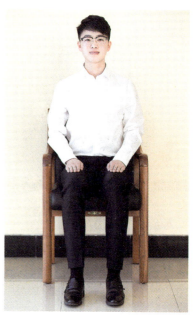

图 9-14　男性坐姿第二种

## （三）行走

当求职者行走时，步态应该自然轻松，步子大小适中，自然稳健，节奏与着地重力一致，当多人在一起行走时，不要排成横队，也不要勾肩搭背。

男性行走要求：协调、稳健、庄重、刚毅。

女性行走要求：轻松、敏捷、健美。

基本要领：双目向前平视，面带微笑微收下颌。头正、挺胸收腹，重心稍向前倾。手臂伸直放松，手指自然弯曲，摆动时以肩关节为轴，上臂带动前臂向前，手臂要摆直线，肘关节略屈，前臂不要向上甩动，向后摆动时，手臂外开不超过 30°。前后摆幅度为 30~40cm。不要摇晃肩膀和上身，膝关节和脚尖正对前进方向。

### （四）鞠躬

鞠躬即弯腰行礼，是人们在生活中对别人表示恭敬的一种礼节。

具体要求：身体立正站好，双脚脚跟并拢，脚尖微微打开不超过一拳，头、颈、背成一条直线，以腰部为轴上身随轴心运动向前倾斜，目光随之落在自己身前1~2m处或对方脚尖上。女士双手虎口相交，自然重叠在身前。男士两手伸直，中指贴于裤缝两侧。与别人打招呼时鞠躬角度以15°左右为宜，正式场合以30°左右为宜，表示感谢、歉意时以60°~90°为宜（图9-15、图9-16）。

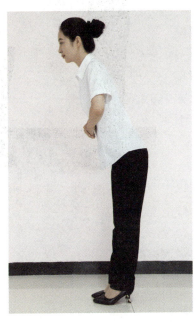

图9-15　女性鞠躬

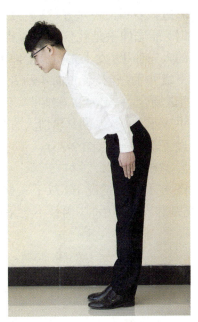

图9-16　男性鞠躬

### （五）蹲姿

当拿取、捡拾低处物品时，往往采用蹲姿。但是很多人不了解正确的蹲姿，随意采用弯上身、翘臀部等不雅姿态，不仅损毁个人形象，同时也会令他人感到尴尬。

正确做法：脚稍分开，站在所取物品旁边，把腰部低下，屈膝去拿。可采用高低式蹲姿，它的基本特征是双膝一高一低，下蹲时双脚一前一后，前脚掌完全着地，后脚跟提起，双手可以轻握放在位置较高的腿上。女士双腿应尽量靠紧，男士双腿可以微分（图9-17、图9-18、图9-19）。

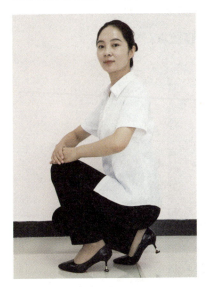

图9-17　女性蹲姿

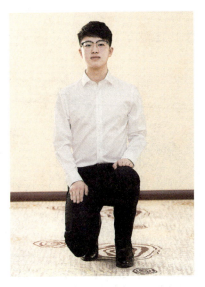

图9-18　男性蹲姿（正面）

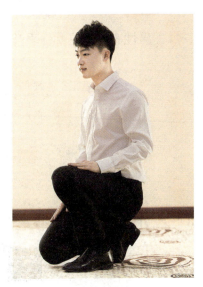

图9-19　男性蹲姿（侧面）

### （六）握手

握手是从掌心处开始的交流，可以用手掌感知对方态度。握手时，双方距离 1m 左右为宜，双腿立正，上身应该微微前倾。握手应使用右手，手掌和地面保持垂直，四指并拢，拇指适当张开，以手掌与对方手掌相握，上下摇动 1~3 次。握手要注意力度，过重或过轻都是失礼的。握手时间一般为 1~3 秒为宜。握手时应该双目注视对方，微笑致意或问好或表达谢意。

握手时，谁先伸手是礼仪规范重点，通常次序是，有职位或身份高的人先伸手；女士先向男士伸手；长辈先向晚辈伸手；上级先向下级伸手；年长者先向年幼者伸手。握手礼仪有诸多禁忌，在面试场合，一定要注意细节，不可随意伸手，如果对方先向你伸手表示友好，你也要热情大方地伸手与对方相握。不要显得太过害羞和拘谨（图9-20）。

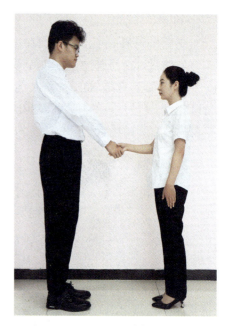

图9-20　正确握手

错误握手方式：

1. 在双方不熟悉情况下，双手紧握对方手掌，呈"汉堡包式"。特别是和异性握手时，男性不要采用这种形式（图9-21）。

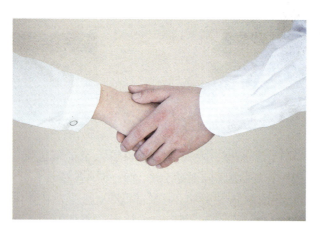

图9-21　错误握手一

2. 男性右手握住女性手掌，左手托住对方手臂，显得过于热情不够稳重（图9-22）。

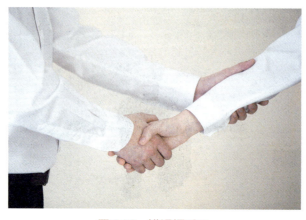

图9-22　错误握手二

3. 女性过于热情，手掌紧紧握对方，有失端庄（图9-23）。

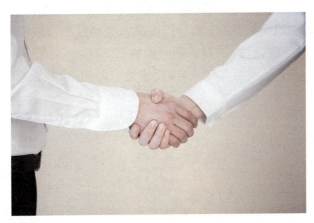

图 9-23　错误握手三

### （七）递交简历

在保持正确站姿基础上，双手持简历，使简历正面朝上，要确保面试官不必调整文字方向，接过简历即可阅读（图9-24）。

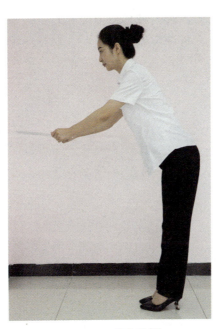

图 9-24　递交简历

### （八）其他值得注意的小动作

要想在面试中成为胜利者，要做好多方面准备，一些不经意的小动作也不能忽略。

**1. 边说话边拽衣角或摆弄手指**　求职者在面谈时，由于紧张或不适应，无意间会拽衣角或摆弄手指。这些小动作很容易让面试官看出求职者的紧张焦虑，给人留下不成熟、浮躁的印象。

**2. 跷二郎腿或两手交叉于胸前**　不停地轮换交叉双腿是不耐烦的表现，而一直跷着二郎腿则会让面试官觉得没有礼貌。如果再把两手交叉放在胸前，那就表达出了拒绝或否决的心情。面试时一定要注意坐姿端正，双脚平放，放松心情。

**3. 拨弄头发**　频繁用手拂拭额前头发，会透露出求职者的敏感，还会令人产生不被尊重的感觉。为避免这种习惯影响到面试结果，建议求职者将长发束好，这样既得体又能避免不经意间拨弄头发。

**4. 肢体动作夸张**　面试时适当的手势能帮助求职者更好地阐释观点,可是动作太过活泼、夸张则会给人留下不稳重的印象。因此,面试时应以平稳、平实的肢体动作为原则。

**5. 眼神飘忽**　面试时两眼到处乱瞄,容易让面试官觉得这是一位没有安全感的求职者。最好的方法是面带微笑,眼睛看着谈话者,同时头微微前斜。

**6. 不停看表**　不论是在面谈或与人交谈时,不停地看时间,会让人产生压迫感。求职者要把握好时间,千万不要频繁看表。

---

**知识拓展**

### 面试新趋势

1. 形式丰富化　面试形式包括单独面试、集体面试、一次性面试、分阶段面试、非结构化面试、结构化面试、常规面试、情景面试等。

2. 提问弹性化　面试官围绕情境与目的而随机提问。最后的评分需综合内容准确与否、总体行为表现及素质状况等来评定。

3. 面试结果标准化　近年来面试结果的评定逐渐标准化、规范化,更趋向于表格式、等级标度与打分形式等。

4. 测评内容全面化　面试官针对某种思维能力、反应能力、心理素质、求职动机、进取精神、身体素质等,全方位的测评。测评依据主要是相应职位职责的要求。

（彭博文）

---

**思考题**

1. 如何塑造自己良好的护理人员职业形象?

2. 简述得体的面试服装标准。

3. 标准仪态训练包括哪些?

ER 9-5

练习题

# 第十章 | 适应职场，走向成功

教学课件

思维导图

## 学习目标

1. 掌握面对新环境培养良好的人际关系。
2. 熟悉入职前需要做的准备工作。
3. 了解学生角色与职业角色的区别。
4. 学会适应职场新环境的方法。
5. 具有护士的责任感及慎独精神。

## 案例导入

小王是一名大型医院内科病房的护士。当刚开始工作时，她经常感到焦虑和不安，这源于快节奏的工作环境、较少的实践经验、复杂的医患关系……

基于这样的矛盾，小王向护士长进行了求助，在护士长的引导下，她积极参加医院提供的技能培训课程，并在资深护士的指导下进行实践操作。与此同时，她通过参加沟通技巧的培训学习如何与病人和家属建立信任关系。最后，她主动参与团队活动，与同事分享工作经验，逐渐融入了团队。经过几个月的努力，她成为病房中不可或缺的一员，并且开始承担更多的责任。

**请问：**

1. 为适应新的工作岗位，新人应具备哪些基本素质？
2. 如何由学生角色转换为职业角色？

## 第一节 职业生涯新起点

从学校走向社会是人生的一个重要转折。由学校人转换为职业人的角色转换过程是每一个毕业生所必须经历的过程。应成功实现角色转换，正确调适过渡期的心理状态，顺利度过职业适应期，掌握适应社会的基本要求，主动快速地适应职业生活，对毕业生的成才和发展具有十分重要的意义。

### 一、从大学生转变为职业人

从学校到社会，从毕业生到职业人，角色的转变在这个过程中起着重要的作用，直接影响着毕业生未来就业成功与失败。大学毕业生应该尽快地完成角色转换，正面职场与社会，面对人际关系上遇到的各种问题，克服各种心理障碍，尽快地适应新的工作环境，迈出职场成功的第一步。

职场与校园的区别

## （一）角色的概念及属性

社会关系是多方面的，因而人的社会地位也是多方面的。人们通过个体所扮演的社会角色来认识他的社会地位。任何一种社会角色总是与一系列的行为模式相联系。角色有一系列的权利，即这种角色有权要求别人进行某种活动。同时，角色也有一系列义务，即别人有权要求这种角色在进行某种活动时表现出某种行为。各种角色无不具有特殊的权利与义务。长期的社会生活使各种角色形成了一整套各具特色的行为模式，这就要求承担特定角色的人学会特定的待人处事方法，否则人们就会认为他没有很好地完成这一角色。社会角色总是与一定的行为模式相联系，如医务工作者要救死扶伤，教师要为人师表，干部要办事公正、不谋私利等。这样，当人们知道某人处在某种角色时，就预先期望他具备一套与此角色相一致的行为模式。社会角色的这一特点具有重要意义，它使人们仅仅通过对抽象角色的想象，就能对社会上纷繁复杂的人群有个大致的了解。角色不是单一的而是多种的。

在社会中，角色不是孤立存在的，而是与其他角色联系在一起的。任何一个人不可能仅仅承担某一个社会角色，而是承担着多种社会角色。这些角色是根据个体在不同时间、不同场合、不同环境占据的不同的社会位置，履行的不同社会义务，遵循的不同社会规范而确定的。例如，一名大学生，在学校对于教师而言是学生，在家里对父母来讲是子女，在社会上对商店来讲是顾客等。一个人总是集多种角色于一身，与他人产生交往与互动，并由此参与社会生活。

## （二）护理学生角色转换的意义

根据社会心理学的角色理论，大学毕业生从学生角色到职业角色的转换，必然伴随着角色冲突、角色学习和角色协调等一系列过程。因此，大学生在毕业前夕，应该对择业素质、自我评价、职业能力等方面进行深入细致的了解和调查分析，对自身合理定位，找出不足，提高心理承受能力，加强角色认知，做好上岗前的各项准备，顺利地实现角色转换。大学生实现角色转换对尽快适应职场生活有着重要的现实意义。

一方面，有利于大学生根据职业本质要求完善自身知识结构，确立择业目标。另一方面，有利于大学生尽快适应职业生活完成大学学业，走上工作岗位，依靠自身的职业劳动维持生存，实现人生价值，这是大学毕业生人生征途上的重大转折。在这个人生转折过程中，谁能够主动、尽快地从学生角色进入职业角色，实现角色转换，谁就能够在事业发展初期掌握先机。

作为高等教育大众化阶段的毕业生，面临着人才市场的竞争加剧，竞争是无情的，适者生存、优胜劣汰是不以人的意志为转移的客观规律。护理毕业生由学校步入临床，面对临床工作的复杂多变，在开展整体化护理的今天，要适应护理模式转变的需求，学会扮演多种角色，在护理的过程中要随时转换角色，以满足临床对护理人员的要求。

因此，树立良好的医德医风，塑造健康的职业心理素质，形成良好的职业价值观，培养积极的职业态度，尽快进入职业角色，熟悉业务，才能使优秀的护理毕业生在激烈的人才竞争中稳操胜券，脱颖而出。

## （三）学生角色与职业角色的区别

### 1.社会责任不同

（1）**学生角色**：学生的主要任务是获取知识、培养能力。学生的权利包括受教育权、人身权、隐私权、表达自由等。他们有权利接受教育、使用教育资源、参与学校活动，并在学业和品行上获得公平评价。学生还有权对学校的处分提出申诉，保护自己的合法权益不受侵犯。

（2）**职业角色**：职业人的角色责任则是以特定的身份去履行自己的职责，依靠自己的本领或技能为社会做出贡献，完成本职工作，通过对工作对象的履职情况来体现。作为一名合格的职业人，要适应社会。如果在工作中犯了错误，应勇于承担错误导致的风险责任及相关的社会责任。职业人的履行职责表现，不仅影响个人的声誉，同时还影响单位和行业的声誉。

### 2. 社会规范不同

(1) **学生角色**：学生规范是从培养、教育的角度出发，是促进学生过渡成长为人才的重要组成部分。其主要反映在国家制订的《高等学校学生行为准则》和各大学执行的《大学生手册》，指导学生如何做人、如何发展等。大学生们是受教育者，如违反角色规范时，主要是教育帮助。

(2) **职业角色**：社会赋予职业人的角色规范，提供的行为模式，因职业的种类而不同。这些制度既具体又严格，如有违背就要承担责任，甚至是法律责任。

### 3. 社会权利不同

(1) **学生角色**：学生的主要活动是学习。学生角色重要的是知识的输入、吸收、反馈三个阶段，相对缺乏知识运用到实践中的经验。当大学生毕业参加工作时，如果不能有效及时地转换角色，将所学知识灵活地运用到工作中去，会感到无法适应现在的工作。

(2) **职业角色**：依法行使职权，开展工作，运用自己的知识与能力，向用人单位提供自己的劳动，向外界提供自己的专业服务，在履行义务的同时得到相应报酬。

### 4. 所处环境不同

(1) **学生角色**：大学生无论是生活环境还是学习环境都是单纯而简单。在大学，教室、图书馆、食堂、宿舍是大学生所处的常态环境。大学生的学习时间有弹性，可自行安排学习计划，有寒暑假；课本上清晰地表明了学习要点；学习上有困难可以与老师讨论。

(2) **职业角色**：职场环境具有专业性强、规范性强、目标导向性强、竞争力大、层级结构明确的特点。

### 5. 独立性与自我管理的不同

(1) **学生角色**：大学生大多为集体生活，要进行统一管理，违反规定有可能要接受惩罚。大学生的经济来源主要来自父母的供给。

(2) **职业角色**：走上工作岗位之后，单位只在工作时间对员工提出要求，其余时间自己支配，没有统一的要求。职业人心理独立，经济独立，生活与工作中需要独立思考问题与自我管理。

### 6. 人际关系不同

(1) **学生角色**：在校园，大学生主要面对的是教师与同学，主要的任务也是学好科学文化知识，提高自身能力。竞争范围也仅限于同学之间。

(2) **职业角色**：在职场中，人际关系往往更具有目的性、竞争性，如建立专业网络和合作，以促进工作目标的达成和业绩提升。这种关系可能涉及职位竞争、利益分配等，因此可能相对复杂和现实。

## 二、如何实现角色转换

毕业生即将走出学校这一"象牙塔"，走向社会，走向工作岗位，要从一名大学生转变成为一名职业人。角色发生了巨大的变化，毕业生要按照社会与工作岗位的要求来塑造自己。

### （一）面对新的角色，全面客观地评价自己

部分毕业生自我评价不准确，导致理想目标不是建立在客观条件之上。对医学毕业生而言，医院能提供自身学习发展的平台和机遇，但也需要自身调适以适应工作环境。如果一个人想从学生角色转变成职业人，只有正视现实，接纳现实，正确地了解和认识自己，恰当地对自己当前的现状进行评价，将主观意识和客观意识相结合，才能尽快地适应工作环境，找到自己职业的真正信念。

毕业生应提前了解单位的各项规章制度，努力学习工作业务程序，建立和谐的工作关系，积极主动提升自己的工作热情，顺利完成由学生到职业人的角色转换。

### （二）融入角色过程

毕业生对新角色的认可过程也是融入新角色的过程。其一边承担用人单位某一岗位的职责，另一边要有效地完成医护工作者的使命，得到用人单位以及社会的认可。

### （三）尽职工作，虚心学习

尽职工作、虚心学习是角色过渡的基础。作为医学生，在学校学到的东西是有限的。每个医学毕业生都不可能在学校学到工作岗位上所需要的全部知识。在医院的实际工作中碰到的问题往往是综合性的，涉及跨学科、多领域的知识。因此，一切有经验的技术人员、医生、护士等具有丰富的专业知识和实践经验的人员都可以成为老师，毕业生应该虚心学习，从他们身上学到分析问题和解决问题的方法，学到工作中实际需要但还未掌握的知识，不断地提高自己的业务水平，尽快转变角色，这样才能尽早胜任自己的工作。

### （四）勤能补拙，诚实守信

要胜任护士职业角色，还需要积极开动脑筋，在工作中应善于观察，勤于思考。诚实，即真心诚意、实事求是。诚实是做人的基本要求，也是建立良好人际关系的重要条件。守信，即恪守信用，言行一致、说到做到。做人只有诚实守信，才能在交往时互相了解、互相信任。

### （五）宽以待人，严于律己

宽以待人，要与人为善，宽容大度，不斤斤计较、苛求他人。当同事做错了事或者有一些小矛盾，我们应平和地看待问题。我们应以行业等行为规范和准则要求自己，踏踏实实地做事。

### （六）服从领导，有大局意识

"服从领导，有大局意识"是职场中非常重要的职业素养，对个人发展及团队和谐、企业成功都具有深远影响。

首先，服从领导是基于对领导能力和决策的信任与尊重。在合理合法的范围内，员工应尊重并接受领导的指导和安排，这有助于维护团队的统一性和执行力。服从领导的另一个重要体现是高效执行领导布置的任务。这要求员工不仅理解任务的要求，还能迅速行动，以达成既定的目标。高效执行能够提升团队的整体效能，推动项目或工作的顺利进行。

值得注意的是，服从领导并不意味着盲目执行，员工在执行过程中应主动与领导保持沟通，及时反馈遇到的问题和困难，以便领导能够及时调整策略或提供支持。

大局意识要求员工具备全局观念，能够从整体利益出发思考问题，而不仅仅局限于个人或小团体的利益。这种观念有助于员工在决策和行动时更加理性和全面。有大局意识的员工懂得协同合作的重要性。他们愿意与团队成员共享信息、资源和经验，共同面对挑战和解决问题。这种合作精神能够增强团队的凝聚力和战斗力。具备大局意识的员工还能够预见未来可能的发展趋势和变化，从而提前做好准备和规划。这种预见性有助于团队在面对不确定性时保持灵活性和竞争力。

## 第二节　适应职场新环境

适者生存，生存是为了发展。毕业生步入社会后应具备较强的适应能力，在医院环境或其他社会环境都应该积极工作，充分展现自己的工作能力。

## 一、职业适应与发展

面对竞争激烈的就业形势，毕业生离开学校之后，未必能完全适应医院工作形式和达到职业要求。大学生要充分利用在大学的学习时光，根据医疗行业现状和未来发展趋势选择最适合自己的方向发展、不断提高自己的业务水平、完善自身素质，为适应毕业后的职业生活和事业发展奠定良好基础。

### （一）职业适应的影响因素

**1. 学生角色与职业角色的转换**　医院不同角色都应该按照医院制订的规章制度开展工作。"在其位谋其政，任其职尽其责"这句话表明了人们在社会的角色定位。在角色转换的时候，由于新角色与旧角色之间的不同，个人往往容易发生角色冲突，产生矛盾，引起情绪波动，从而感觉不适应医院工作。刚毕业的同学必须明确认识到学生角色与职业角色在活动方式、社会责任、自我管理等方面的各类差异，尽快转换心态，适应职业环境。

**2. 理想与现实之间的差距**　职业的现实环境有可能不符合我们预期。理想的工作与现实工作之间的差距有可能引起情绪低落与不适应。每个毕业生进入医院工作环境时不免有所构想，都很希望能够获得一份社会评价较高、物质待遇好、体面荣耀的职业。然而，现实是毕业生无法确保自己一毕业就立刻找到完全符合自己期许的工作，这样容易引起毕业生产生不良情绪，不利于毕业生适应当前医院的工作。

**3. 素质与观念应与时俱进**　现代社会的科技发展与信息交换，使得职业领域的要求和结构处于一种变迁和转换的动态过程之中。毕业生在观念与素质方面必须与时俱进，否则无法适应现阶段社会。为了顺应社会的发展要求，人才素质的观念需要相应地发生转变。其趋势大致有三种。其一，从稳重到开拓。其二，从经验到才能。其三，从辛苦到效益。这些转型，不仅涉及毕业生素质结构的重建，而且也涉及相应价值观念的更新。

**4. 职业满意度与职业适应性**　毕业生职业适应性良好，才能对医院工作产生积极的反应，即产生很强的成就感。职业的满意度也说明了个体对职业现状的适应状况。

### （二）职业适应的解决对策

尽快了解职业适应的影响原因，毕业生可以尽快采取应急措施，缩短适应期的不适感，尽快投入新的职业生活中，适应现有的工作环境。

**1. 谨慎择业，"人职合一"**　选择职业方向是人生中的一个重要转折点；选择合适的职业可以为事业发展打下良好的基础。职业方向选择正确与否，直接关系到事业发展的顺利与否。在选择职业方向的过程当中，要考虑性格与职业是否匹配、兴趣与职业是否匹配、特长与职业是否匹配、内外环境与职业是否匹配等。正确的职业选择方向是以自己特长、性格、兴趣等信息的出发点为依据进行的选择。适合自身特点的职业是求职者就业的基本着眼点，社会上的职业各种各样，不同的职业对从业人员的知识、技能、素质等要求不同，而求职者个人的条件也不一样，不同的个体所具有的素质也是有差异的。求职者对于职业方向的选择，应从社会需要出发，同时考虑自身的实际情况，扬长避短，只有这样才能做到发挥自身所长，才尽其用。

**2. 熟知行业规则，加快角色转换**　毕业生适应新的就业环境，一般来说包括两个方面，一是适应新的工作环境，二是适应新的人际关系。适应医院的工作，就是要熟悉护士的角色规范，包括技术规范、纪律规范和良好的道德规范，迅速掌握工作技能，提高工作效率，积极参加职业培训，虚心求教于师傅、同事，端正工作态度，这样才有利于自己尽快投入新的工作，也容易得到他人的帮助和宽容。适应新的人际关系在实际上就是角色认同的过程。不同条件下的人际关系中，良好的品质是共同的，如真诚坦率、诚实守信、谦虚随和、公正无偏等。而具体又牵涉一些特殊关系，在职业生活中主要有同事关系、上下级关系、师徒关系等，在不同关系中，尊重平等、友善和诚实都是必需的。但三种关系中，一个人的身份地位有着明显不同，在同事面前更多地需要表现友好；在领导面前更多地要显示学有所长可担当重任；在师傅面前，更多地表现踏实好学。所有的优良素质都有利于增强人际关系，适应新的工作群体。

**3. 职业适应来自工作成就感**　工作成就感与职业适应之间是互补的、相辅相成的关系。成就感不仅仅来自最终的成功，更来自每一步工作完成获得的喜悦。成就感的积累有助于开展下一步的工作。第一，每个人在工作中都要做好本职工作，积极地参加各项医院活动，从而提高适应能力。第二，每个人的工作成就感是职业适应性的表现。在职业中，良好地适应工作环境的能力可以减少许多不必要的内损外耗，更容易在工作中取得较好的成绩。最后，在取得了一定的工作成就后，职业人会认识到自身的进步，在来自社会和工作群体的反馈信息中得到赞赏。职业人享受成功的成就，同时也提高职业适应性。随着职业技术水平的提高，其职业成就感也会不断地提高。

**4.选择合适的职业方向**　求职者应培养广泛的兴趣，能使其摆脱狭隘的职业观念，拓宽职业视野。在面临职业或专业方向时，求职者有更多的选择余地，同时要具备必要的心理动力，从情感上给予肯定和支持，有利于职业适应感。求职者具有扎实的专业知识则易切入职业活动，按照客观规律从事职业活动。博学的知识可以使人们在不同的职业中有更多选择性，最大利用化地展现自己，同时增强求职者的职业适应能力。

**5.具有积极向上的工作心态**　在职场中，积极向上的工作心态可以激发个体的想象力和创造性思维；可以帮助个体建立良好的关系，促进团队合作；可以使个体迅速进入工作状态，高效完成任务。

### （三）职业适应需要具备的素质及发展

职业适应的素质指个体在社会认识和社会生活的基础上，不断调整和改变自己的观念、态度、习惯、行为等，以适应社会的要求和变化。刚走上工作岗位的大学毕业生，由相对单纯宁静的校园踏入比较复杂的社会，这就要求大学生尽快调整心态，培养自己的人际交往能力，提升专业素养。

ER 10-4

助产士的一天

**1.树立端正的执业态度**　护士的执业态度是护士本人对护理职业的看法和情感，以及决定自己执业行为倾向的心理状态。

（1）**爱岗敬业**：作为一名护士，一定要做到热爱护理工作，树立护理职业自豪感和荣誉感，具备自尊、自重、自强和自爱的优良品质。护理工作平凡而伟大，需要从业者具备较强的专业性、科学性、社会性和艺术性。

（2）**尊重患者**：护理人员在工作中需要尊重患者的人格和尊严，尊重患者的权利，尊重患者的生命价值，不做损害患者利益的事情。它是建立良好医患关系的基础，也是护士的基本职业道德品质。

（3）**举止端庄**：工作无小事。仪表举止虽然是外在表现，但个人得体的言谈举止必将在单位中脱颖而出。准护士刚踏入工作岗位，应勤勤恳恳，严格遵守单位的规章制度，立足自己的本职工作。与人交往中，个人做到诚实、守信。

（4）**遵纪守法**：护理人员对患者必须公平对待，不能接受患者或家属送予的钱物。要如实记录患者住院期间使用的药品及医疗用品的数量，遵守劳动纪律和法律、法规，不做违法乱纪之事。

（5）**团结协作**：护理人员应树立整体观念，顾全大局，相互理解、相互尊重、相互爱护和支持。

**2.建立和谐的人际关系**　在社会活动的任何领域都不可避免地会发生群体之间的相互沟通，这种在工作过程中所形成的建立在个人情感基础上的相互关系就是人际关系。在社会关系之中，这种人际关系无处不在，它对于每个人各个方面的发展都具有非常重要的意义。

（1）**尊重他人**：在人们心灵的最深处，都希望得到他人的爱戴与尊重。一个人要想得到他人的尊重，切勿妄自尊高，孤芳自赏。

（2）**平等待人**：平等对待身边的每一个人是做人的原则，无论对待上级还是同事，都应平等相待。

（3）**以诚待人**，**言而有信**：人贵在真诚，即真心实意，不口是心非。只有以诚待人，才能得到对方的真诚相待。

---

**知识拓展**

### 护理专业相关的法规与条例

1.《中华人民共和国传染病防治法》　是为了预防、控制和消除传染病的发生与流行，保障人体健康和公共卫生，由全国人民代表大会常务委员会制定的法律法规。

2.《护士条例》　是一部为了维护护士的合法权益，规范护理行为，促进护理事业发展，保障医疗安全和人体健康，由国务院制定实施的行政法规。

3.《医疗事故处理条例》 是为正确处理医疗事故,保护患者和医疗机构及其医务人员的合法权益,维护医疗秩序,保障医疗安全,促进医学科学的发展,由国务院制定实施的条例。

## 二、积极调整状态,融入工作环境

**案例导入**

小李和小孙毕业于同一学校的护理专业。在校期间,两人成绩相当,都很优秀。某县级医院来校定向招聘,两人均通过了面试并被录用。试用期间,小李爱岗敬业,总是尽职尽责地完成工作。而小孙选择护理专业是因为就业率高,没想到工作后因自幼体弱,熬夜上夜班,体力吃不消,最终受不了工作压力,无奈辞职。小李表现优异,一年后顺利转正。

**请问:**
1. 影响小李和小孙结果差别的因素有哪些?
2. 准护士怎样适应职场新环境?

不管求职者是否有工作经验,不管过去的成绩有多么辉煌,每个求职者都应该积极主动地适应职场的新环境。让自己从零开始,主动地适应工作中的各种要求。适应职场新环境应注意以下几个方面。

### (一) 对新环境的了解与融入

**1. 了解医疗工作单位的基本情况** 现今医疗工作单位的性质多种多样,这里以三甲医院为例,介绍大学毕业生应了解具体的情况。

(1) 了解医院成长过程,初步了解医院的主要发展方向,了解医院的现状,了解医院的组织结构,包括医院的领导结构、医院实行何种管理模式等。

(2) 了解医院的规章制度,包括财务制度、考勤制度、工作纪律、操作规程,甚至差旅费的报销制度等。

(3) 了解医院的人事制度以及工资福利待遇等。

**2. 明确自己的职责范围** 毕业生初进医院后在熟悉工作环境、了解医院文化的过程中,还要尽快了解和熟悉自己的工作内容。要熟悉自己的责任、权利和义务,作为一名护士,首先应清楚自己护士岗位的任务和责任。明确护士岗位的工作权限,明确护士岗位技术操作的执行程序,并按程序办事。掌握护士岗位工作需要的基本技能,包括了解操作工具。明确自己的主管部门和主管领导。了解护士岗位在整个工作过程中的地位和作用,使自己在工作中朝着自己的目标前行。了解医院的发展计划,从而为自己的护理工作方向做好准备。

**3. 更好地融入自己的护理事业** 当我们刚刚走出校门,踏入社会的时候,展现在面前的是一个几乎完全陌生的环境。这时,如果我们能尽早熟悉工作环境,完成从大学生到护理人员的角色转换,顺利地度过这个转换的适应期,就能早日顺利展开工作。在处理同事间的关系上,要尽量做到以诚待人、热情得体、不卑不亢。应尽力与所有同事发展团结互助的良好关系。

**4. 理智地面对挫折** 毕业生走向社会,想要得到社会的肯定,仅靠学校学习到的知识是不够的。部分大学生走上社会后可能会遭遇到挫折。遭受到挫折不可怕,可怕的是不敢面对它。战胜挫折的关键是把自己定位于解决问题。要经常反问自己以下几个问题。

(1) 问题到底出在哪里?自己是不是足够了解?

(2) 出现问题的原因是什么?

(3) 目前为止解决办法有哪些?

（4）这些办法哪一个是最佳解决方案？

出现挫折，请坚持四问，然后努力地解决它，这样才能成为真正的护理人员。

### （二）准护士走上岗位前的注意事项

毕业生刚进入工作岗位，会遇到一个与学校完全不同的环境，总结近些年毕业生进医院所遇到的问题与困境，应该注意以下事项。

**1. 积极主动**　毕业生可以利用高校得天独厚的信息资源优势，针对自己将来所从事的行业性质和工作方向，收集和整理与工作内容相关的第一手资料，入职前对工作进行尽可能的细致了解，更有利于较快地融入医院工作。一旦到了工作单位，就要把自己当职业人看待，努力学习实践知识，寻找、创造锻炼业务水平的机会。上班初始，要做到眼勤、手勤、腿勤，坚持做到多想、多问、多做、少说；如果不是很忙，可以翻阅病历进行学习，或者主动请教一些工作问题，努力了解工作环境，提升工作能力。按照规定按时认真地完成护士长交代的工作任务，从而展现自己的工作态度、工作能力及与人合作精神。所以，我们要认真地对待工作任务，要注意以下问题。

（1）**明确工作的目标和要达到的效果**：要仔细聆听工作任务的内容和要求。没有听懂一定要虚心请教，直到弄清为止。

（2）**做好充分的准备工作**：充分了解工作任务，当遇到困难和难以解决的问题时，虚心向其他人请教。

**2. 诚实守信，踏实肯干**　守时守信，这既是人际交往中的一种美德，又是工作关系中的纪律要求。初到工作岗位，严格遵守医院的规章制度，积极主动工作，与人交往不失约、不失信。同时，诚实守信还要做到严守秘密，保护患者的隐私，真诚待人。踏实肯干指不怕苦、不怕累，对工作不挑拣，认真完成每一项工作任务。

**3. 不计较得失**　刚毕业的护理人员到一个全新的工作环境，要爱岗敬业，立足本职刚毕业的护理人员不要过于功利、急躁，要在本职岗位上踏实学习，积累经验，锻炼能力，积聚人脉，建立专业形象，这样才会有发展的机会。

**4. 不为自己过错找借口**　犯错不要找借口，要分析过错发生的根本原因。如果是不熟悉业务就要学习相关知识，不适应人际关系就要努力改善人际关系，不适应工作的节奏就要调整节奏，不适应工作的紧张压力就要学会释放压力等，只有这样，个人的能力才能够得到充分锻炼。

**5. 多坚持少抱怨**　当毕业生发现现实中的工作环境和理想中的工作环境有差距时，有时会产生不满等负面情绪，从而产生抱怨行为。抱怨会降低个人自信心，导致人际关系紧张，从而影响职业发展。

---

**知识拓展**

### 国家卫健委：发展护士队伍·改善护理服务

1. **保障护士合法权益**　深入推动落实《中华人民共和国基本医疗卫生与健康促进法》《护士条例》等法律法规，改善护士工作条件，合理弹性安排班次，关注护士身心健康。

2. **加强人才培养培训**　重点加强老年、儿科、重症、急诊、传染病、康复护理等紧缺急需专业的护士培训。到2025年，上述紧缺护理专业护士参加培训的比例不低于90%。

3. **实施医院护士岗位管理**　推动医院科学设置护理岗位，实施基于护理岗位的护士人力配置、绩效考核、薪酬待遇、职称晋升、奖励评优等，对护士统筹考虑，多劳多得，优绩优酬，进一步调动护士积极性。

（朱　迪）

1. 案例分析 第 49 届南丁格尔奖章获得者蒋艳是目前国内最年轻的获奖者。投身医疗卫生工作 27 年的她长期致力于灾害护理工作。1992 年，中专在读的她发现身边很多医生都是本科学历。"护理专业在发展，我也要提升学历。学习到更多的知识，帮助更多的患者。"此后，在她不懈地努力下于 2015 年获得护理学博士学位。从中专到博士，她用奋斗书写了最美的青春画卷。

怀着对护理工作的满腔热血，她将丰富的护士职业生涯路径作为研究课题，在该课题中，总结出"四轨五阶梯"职业生涯路径。她说："如果护士入职第一天，就能一眼看到头，预知自己五六十岁的样子，这会让她们失去工作激情。我们要挖掘更多护士的可塑性，激发更多内生动力。"

请问：从以上案例中我们可以得到什么启示？如何在工作中提升成就感？

2. 试想一下，你在学校与职场的区别。提示：可以从时间，交际等方面思考。

|  | 在学校你会如何？ | 在职场你会如何？ |
| --- | --- | --- |
| 时间 |  |  |
| 地点 |  |  |
| 沟通 |  |  |

ER 10-5

练习题

(1) 影响职业适应的因素有哪些？

(2) 为适应新的工作岗位应该注意哪些事项？

(3) 你认为从大学生转变为职业人应该做好哪些准备？

[1] 柳欣，祁丽，白雪杰. 大学生职业规划与就业指导 [M]. 北京：清华大学出版社，2019.

[2] 才晓茹，康齐力. 职业生涯规划与就业指导 [M]. 北京：人民卫生出版社，2019.

[3] 沙楠. 大学生职业规划与就业指导 [M]. 北京：北京理工大学出版社，2021.

[4] 温树田. 就业与创业指导 [M]. 4 版. 北京：人民卫生出版社，2023.

[5] 刘永贵. 大学生就业与创业指导 [M]. 北京：科学出版社，2017.

[6] 全艳，张文雯. 医学生职业发展与就业指导教程 [M]. 4 版. 北京：人民卫生出版社，2019.

[7] 杨文秀，王丽岩. 职业生涯规划和就业指导 [M]. 2 版. 北京：人民卫生出版社，2019.

[8] 党亚莲，董薇. 大学生职业生涯规划 [M]. 北京：清华大学出版社，2022.

[9] 王彩霞，宋印利. 医学生职业发展与创新创业教程 [M]. 3 版. 北京：人民卫生出版社，2015.

[10] 朱惠，翁清雄. 人格、职业环境与工作满意度：基于匹配视角的实证研究 [J]. 管理评论，2023，35（03）：207-219.

[11] 吴佳男. "大护理"融入健康全周期 [J]. 中国医院院长，2018，327（16）：76-77.

[12] 吴静怡. 高校学生职业生涯信念现状及对就业质量的影响探究 [J]. 现代职业教育，2020（09）：8-9.

[13] 赵蓓. 社会认知职业理论对高职生心理教育的启示 [J]. 就业与保障，2021（02）：118-119.